IRIDIOLOGÍA CIENTÍFICA
© Adolfo Pérez Agustí

Edita: Ediciones Masters
Fernán Caballero, 4-1º dcha.
28019 MADRID (Spain)
edicionesmasters@gmail.com
http://www.edicionesmasters.com

IRIDIOLOGÍA CIENTÍFICA

Como ya es habitual en cualquiera de los métodos curativos apartados de la enseñanza ortodoxa, aquella que se imparte de una manera oficial en las universidades estatales, los especialistas de la medicina química rechazan enérgicamente cualquier alternativa para recuperar la salud que no sea la divulgada por ellos. Y esta postura lleva decenas de años manteniéndose sin ningún pudor hasta el punto de que no solamente se desprecia y ridiculiza a quienes tratan de curar a las personas con métodos no oficiales, sino que amparándose en leyes diseñadas por ellos mismos (son juez y parte), sancionan, persiguen y hasta encarcelan a aquellos que se atreven a ejercer el noble arte de la salud.

Afortunadamente de vez en cuando surgen legisladores que aplican la justicia antes que las leyes y ya existe jurisprudencia adecuada para ejercer la profesión de naturópata, curandero, herbodietista o sanador. Empiezan a no prosperar las denuncias sobre intrusismo efectuadas por médicos envidiosos de la popularidad de muchos naturópatas, ya que según recientes sentencias no se puede considerar intrusista a una persona que no ejerce la medicina química, sino otro tipo de medicina radicalmente alejada de ella. Es más, difícilmente puede ser acusado de intrusista quien reniega abiertamente de la medicina oficial y de los medicamentos, dedicándose de una manera consciente a recomendar a los enfermos métodos curativos que no son los que se recomiendan en los libros de medicina oficial.

Y en estas alternativas para la curación por medios naturales está incluida la Iridiología, método de diagnóstico ancestral que debidamente utilizado puede proporcionarnos datos sobre la salud que complementarán los exámenes más rutinarios. No constituye el mejor método de diagnóstico y ni siquiera puede considerarse totalmente exacto, pero esto es algo que abarca incluso a los análisis de sangre, las radiografías, las ecografías, la reflexología o las biopsias. Todos son elementos de gran ayuda para el profesional, pero ninguno puede excluir al otro. Es más, ningún método de diagnóstico es fiable si quien lo interpreta no tiene ese "ojo clínico", esa sabiduría que no se aprende en ninguna escuela y que nace con la persona. Un buen profesional nunca debería encontrarse perdido para establecer un diagnóstico si careciera de alguna analítica adecuada o incluso si careciera de todas, ya que para eso está su experiencia, intuición y sentido común. Desconfíen de cualquier profesional que, sin mirarle apenas, le manda realizar una larga serie de análisis para averiguar cuál es el origen de su mal. Primero hay que mirar, hablar, palpar y explorar al enfermo, y solamente cuando la duda es muy alta por la complejidad de los síntomas se deberían realizar análisis.

El examen del iris es un modo absolutamente inofensivo de exploración, sumamente rápido y que puede ser efectuado incluso a pacientes inconscientes. Mediante su estudio podremos averiguar las enfermedades antiguas, aquellas que nos dejaron secuelas, las que están comenzando a generarse y las que ya han entrado en una fase crónica y quizás degenerativa. No sirve, por tanto, para aquellas patologías agudas que nacen espontáneamente, aunque con frecuencia algo que nace de manera imprevista y dramática puede tener su origen en un mal antiguo que es necesario diagnosticar.

Pero lo mismo que el resto de las terapias naturales, el estudio de la iridiología no debería estar en manos de personas profanas en el arte de curar, ya que se necesitan unos conocimientos amplios sobre anatomía, fisiología y patología para poder realizar un chequeo y posterior diagnóstico. Si de ignorantes es el despreciar las ventajas del estudio del iris, de insensatos lo es el mirar el ojo de un enfermo y diagnosticarle en pocos segundos cualquier enfermedad, asustando y confundiendo inútilmente al paciente.

Por tanto y aunque este manual está explicado en términos médicos muy sencillos que pueden ser entendidos por los profanos, no se pretende con él un tratado casero de medicina natural al alcance de cualquiera, sino una orientación para el profesional sobre las virtudes y eficacia de la iridiología en el campo de la salud.

HISTORIA

El examen del ojo no es algo que se emplee solamente en la medicina natural, ya que la medicina ortodoxa lo utiliza frecuentemente para diagnosticar hemorragias, estados de shock o afecciones infecciosas, las cuales se manifiestan de manera clara en el ojo. Al igual que ocurre con estos tipos de exámenes, la iridiología no pretende diagnosticar las enfermedades del ojo si no aquellas que se manifiestan en el iris, esa porción que rodea la pupila y en la cual cada persona tiene unas configuraciones totalmente diferentes.

Nuestros antepasados no eran menos inteligentes que nosotros (sin su labor de investigación estaríamos aún en las cavernas), y observaron pronto que nuestro ojo era sumamente sensible a las enfermedades corporales hasta el punto que una mirada fuerte y expresiva se podía considerar como un signo de salud general. Estos datos no pasan desapercibidos hoy en día para los profesionales de la medicina natural, quienes con una simple observación a los ojos del paciente pueden calibrar la gravedad de la enfermedad.

Por lo que sabemos, la ciencia de la iridiología data de hace milenios, aunque los primeros estudios se realizaron por los caldeos, pueblo que habitó la Baja Mesopotamia (hoy Irak) durante los años 2700 a.d.C. En esa época la influencia de los astrólogos era muy alta y se tenía la convicción de que los planetas eran los que determinaban las enfermedades de las personas, teoría que hoy en día se mantienen vigente, aunque ya bastante más controvertida.

También Jesucristo parecía estar de acuerdo con la importancia del ojo en cuanto al reflejo del estado de salud corporal, ya que en la Biblia hay numerosas manifestaciones en las cuales hace mención a la luz, la mirada y la oscuridad, insistiendo en que cuando la mirada no es serena y directa el cuerpo está enfermo. Después de Él aparecen otros escritos sobre el mismo tema en la

Edad Media, siendo especialmente importante el que escribió P. Meyens con el título de "Chiromantica medica" y en el cual ya habla de este método de diagnóstico. Y como ya es habitual, al menos si creemos la teoría de los universos paralelos, otras civilizaciones sin conexión entre ellas, como la china, desarrollaron en la misma época un similar método de diagnóstico, variando solamente en la interpretación de la enfermedad, pero no en cuanto a la topografía del iris.

Curiosamente, existe un relieve en la basílica de Vézelay (Francia), diseñado por los masones, en el cual se puede ver la figura de un hombre, un Cristo, metido dentro de una esfera y doblado entre sí, con los pies tocando su cabeza por detrás, el cual es considerado como una prueba de que ya hace cientos de años la iridiología era una ciencia muy empleada por los médicos. Si tenéis oportunidad de ver este fresco veréis también que la posición de la cabeza se encuentra entre los signos de Leo y Cáncer, rodeando los otros signos el resto de la esfera. Por tanto, hay que considerar que la relación entre la iridiología y la astrología era muy estrecha y que coincidía con otros dibujos aparecidos en la pirámide de Khéops, unos 3.000 años a.d.C.

La iridiología como ciencia médica se desarrolló más seriamente en el año 1881, gracias a un médico húngaro llamado Ignatz von Peczely, nacido el 26 de enero de 1826 en Egervar, Budapest. Según una leyenda muy difundida, este médico se había topado un buen día con un búho herido y lo recogió para llevarlo a su casa y allí curarle. Tenía una pata quebrada y, curiosamente, al observar el iris para averiguar la posible presencia de hemorragias cerebrales, se encontró con una señal que coincidía con la herida de la pata.

Ello le llevó a considerar que de alguna manera las enfermedades del cuerpo se podían reflejar en el iris, teoría que no le era desconocida por sus estudios sobre la medicina ancestral. Hay quien dice que se dedicó a mutilar otros búhos y animales para confirmar su teoría y que todas sus conclusiones fueron publicadas en una revista titulada Homeopatische Monatsblätter.

Por desgracia sus observaciones tenían una base defectuosa que le llevó a no ser tenido en cuenta por muchos colegas y, peor aún, a que durante muchos años otros iridiólogos partieran de unos conceptos erróneos. La explicación a ello radica en que según ha quedado ampliamente demostrado el iris no refleja ninguna enfermedad o problema reciente, una fractura - por ejemplo - y solamente dejan huellas indelebles aquellas patologías antiguas o que se estén desarrollado desde hace algunas semanas. La cantidad de búhos que supuestamente mutiló el Dr. Peczely no ayudó a nadie, ni muchos menos a los pobres animales.

Con el tiempo, este precursor de la iridiología moderna rectificó muchas de sus anteriores conclusiones y reconoció que los signos del iris no tenían porqué coincidir entre diferentes enfermos y ni mucho menos con otras pruebas clínicas. Había algo en esta ciencia de diagnóstico que desconcertaba y obligaba a meditar seriamente antes de realizar un diagnóstico. Durante toda su vida profesional consiguió grandes éxitos, profundas decepciones y, cómo no, tuvo que soportar denuncias de sus compañeros de profesión que le acusaron de farsante y curandero por divulgar otros métodos que no fueran los habituales. Por fortuna en los juicios todo salió bien y pudo demostrar con el análisis del iris de jueces y testigos, que sus teorías eran ciertas.

Licenciado en medicina en 1867, publicó su primer tratado sobre iridiología en 1880, aunque lo denominó como un "descubrimiento en el seno de la Naturaleza y el arte de la curación", siendo perfeccionado posteriormente por un discípulo suyo, el Dr. Emil Schlegel, y publicado con el título de Diagnóstico por el ojo.

Y unos años más tarde, en plena apoteosis de Peczely, un religioso sueco de nombre Nils Liljequist, aficionado a la medicina, aunque sin tener título oficial de médico, observó que su iris cambiaba de color cuando tomaba su dosis de quinina para la malaria. Esta coloración extraña aparecía también en otras personas que pudo observar, no solamente tras la ingestión de quinina, sino también con las infusiones de plantas medicinales, como la adormidera. En todos estos pacientes, alrededor de la pupila, en el iris, se formaba una coloración rojiza que desaparecía cuando se dejaba de administrar la droga. En principio pensó que este fenómeno se debía a un reflejo del estómago y el ojo, en el sentido de que alrededor de la pupila se localizaba la red nerviosa del estómago y por eso cualquier tóxico que se tomara aparecería inmediatamente allí; craso error que dio lugar a no pocos diagnósticos desafortunados.

Escribió un tratado sobre sus experimentos que tituló Om Oegendianosen, el cual provocó una reacción adversa de Péczely al considerar que era un plagio de su propia obra. Cuando ambos investigadores se pusieron en contacto no solamente no discutieron si no que empezaron a colaborar en la mejora de la nueva ciencia de diagnóstico. Esta colaboración dio lugar a un reforzamiento de los puntos coincidentes y ello produjo una mejora en la aceptación por los médicos de esa nueva forma de la medicina no ortodoxa.

Durante muchos años dichos postulados fueron la base para numerosos científicos alópatas o naturistas, entre los que se encontraron el Abad Felke y el mismísimo Sebastián Kneipp, este último el más popular entre los que defienden las teorías naturistas. Pero otros hechos vinieron a frenar el entusiasmo por la iridiología, como el caso del juicio contra Felke, acusado de la muerte por negligencia de un aprendiz de panadero.

Su diagnóstico provocó, según sus acusadores, la muerte de este joven de apenas 18 años y aunque fue absuelto en la causa contra él le produjo tanta desilusión que abandonó la práctica de la nueva medicina.

Ya en nuestro siglo otros entusiastas vinieron a demostrar que ninguno de los antiguos investigadores estaba equivocado y en Europa pudimos ver escritos de la célebre doctora Madaus, apellido que dio lugar a un laboratorio farmacéutico basado en los productos naturales que aún perdura hoy en día. Durante casi veinte años se editó una revista médica dedicada exclusivamente al análisis del iris, justo hasta que el auge de los rayos X invalidó todas sus teorías. Se trataba de desprestigiar tan inocua forma analítica en favor de esa otra que era capaz de traspasar el cuerpo humano y ver exactamente lo que había en su interior.

Paralelamente a lo que sucedía en Europa, dos emigrantes recién llegados a Estados Unidos publicaron libros sobre iridiología y hasta consiguieron trabajar en unos pocos centros hospitalarios americanos. Allí se desarrollaron una gran cantidad de expertos que, al contrario que en Europa, contaron con el beneplácito de las autoridades sanitarias de ese país.

Se fundó el primer hospital totalmente basado en la medicina natural, el Nature Cure Sanitarium, y hasta hubo un libro oficial para el estudio del iris, aunque el mundo científico nunca lo llegó a aceptar como válido al considerar que no era científico, sino empírico. Si revuelven un poco en las librerías especializadas quizás logren encontrar la última obra de Jensen, titulada Iridology, la cual es considerada como un buen compendio para cualquier médico.

También podemos encontrar obras muy interesantes escritas por Gilbert Jausas "La iridología renovada", otras escritas por el neurólogo moscovita E. Velkhover, el búlgaro Pavlov Raicho, el japonés Asai y los publicados en España por el Dr. Vander y el Dr. Ferrándiz.

CONSIDERACIONES SOBRE LAS ENFERMEDADES

Es importante diferenciar siempre el concepto de enfermedad tradicional, amparado por la medicina oficial, y aquél que es avalado por la medicina natural a través de sus cientos de años de experiencia. La enfermedad no debe ser considerada como un mal en sí mismo, sino como un intento del organismo para equilibrarse y volver a recuperar la salud. Un ejemplo de ello lo tenemos en las enfermedades infantiles que, salvo casos de suma gravedad, ayudan a que su joven sistema defensivo aprenda a defenderse, le estimulan el crecimiento y le facultad para una capacidad de supervivencia óptima. Un niño que nunca se pusiera malo sería con toda seguridad un niño frágil antes las adversidades de la vida. Por ese motivo las vacunas no son el mejor remedio para su salud y quizás se debería volver al origen y favorecer la erupción natural de las enfermedades eruptivas más normales.

Cuando nuestro organismo detecta la presencia de sustancias nocivas, bacterias o toxinas, dispara una serie de mecanismos de adaptación contra estas sustancias, evitando que lleguen a lesionar zonas vitales. Todo nuestro interior se encarga de esta labor y se considera que al menos un 70% de las enfermedades que padecemos se curarían tanto con medicación como sin ella, lo que ha quedado demostrado en aquellas personas que prefieren no tomar medicamentos ante padecimientos leves.

Es más, durante las huelgas de médicos y hospitales la mortandad disminuye significativamente, lo que nos induce a pensar si en muchas ocasiones son los medicamentos y la cirugía lo que agudizan la enfermedad, en lugar de curarla.

Uno de los mayores enemigos del ser humano son las bacterias, virus y hongos, los cuales invaden el organismo, lo abaten y son capaces incluso de matarlo en pocos días. Desde que investigadores como Pasteur y Fleming descubrieron la importancia de los antibióticos, muchas personas que antes morían en el curso de una infección ahora pueden sobrevivir. Pero junto a este importante descubrimiento se olvidó un dato aún más importante y es que más decisivo que la bacteria es el terreno en el cual anida el germen, hasta el punto en que la virulencia de los microorganismos depende esencialmente de la persona y no de la bacteria en sí misma.

Las bacterias son verdaderamente peligrosas ya que elaboran sustancias tóxicas, producen fermentos, desdoblan y agudizan reacciones adversas, al mismo tiempo que atacan nuestro sistema defensivo. Incluso una vez muertas siguen haciendo daño ya que sus cadáveres generan nuevas toxinas que permanecen en nuestro cuerpo durante bastante tiempo. Pero si en ese momento de la enfermedad, la convalecencia, se favorecen todas las vías de eliminación (piel, pulmones, riñones, intestinos), la recuperación es espectacular y duradera.

Las reacciones febriles son una prueba de la lucha interna por luchar contra las bacterias y aunque ya se ha dicho en numerosas ocasiones, se trataría de favorecer el proceso que el organismo ha iniciado mediante la sudoración, beber líquidos en abundancia y un ayuno estricto, al menos en cuanto a proteínas se refiere. Este proceder sirve, además, para bajar la molesta fiebre.

Hay quien considera entonces que las enfermedades agudas son casi imprescindibles en los adultos, como los son en los niños, y que constituyen una señal de alarma extraordinaria para que no sigamos adelante con nuestros errores o para que evitemos que la enfermedad real siga su curso y se haga grave o crónica.

Por eso a la hora de curar un organismo enfermo (aunque hablamos de enfermedad ya sabemos que habría que hablar solamente del enfermo), lo más importante es favorecer el procedimiento curativo evitando entre otros procedimientos erróneos la medicación sintomática, los antiinflamatorios, los antihistamínicos y los hipotensores. De lo que se trata es de atacar la causa de la enfermedad, escuchar al organismo cómo se defiende ella, y de favorecer el mismo proceso curativo. La nutrición saludable e integral, las habitaciones ventiladas, los paseos por el campo, la música adecuada, así como una asistencia por personal amable y que escuche al paciente, suelen ser la mejor de todas las terapias. Por desgracia, la mayoría de los hospitales son habitaciones totalmente cerradas, algunas sin comunicación con el exterior, no poseen jardines, pero sí cafeterías, las paredes son de un blanco que llega a aturdir, la única música es la que procede de los televisores y el personal médico y sanitario no considera importante otorgar a cada paciente un trato psíquico personalizado.

Por eso recomendamos que ante cualquier enfermedad traten de solucionarla en sus casas, con todo lo que quieren a su alrededor, con una ventana enfrente de la cama para ver pasar los días y las noches, la lluvia y el sol, y que sean atendidos por personas que le escucharán continuamente.

¿POR QUÉ VUELVEN LAS ENFERMEDADES?

El término "psora" viene a indicar a aquellos tipos de trastornos o enfermedades que vuelven o sobreviven una vez que el problema parece resuelto. Son lo que los médicos consideran recidivas, aunque en medicina natural se prefiere considerar bajo este nombre solamente aquellas enfermedades eruptivas que se manifiestan de nuevo a causa de una mala curación mediante la medicación puramente sintomática.

Cualquier enfermedad de la piel, tratada exclusivamente a base de pomadas o lociones, conlleva no solamente a una cronicidad de la enfermedad de origen, sino también a la declaración de nuevas y más serias patologías, precisamente por suprimir la posibilidad de su expulsión a través de la piel.

Se considera que numerosas enfermedades son consecuencia del tratamiento externo o sintomático de las enfermedades que se reflejan en la piel, y entre ellas tenemos al asma, las jaquecas, las alergias y la mayoría de las enfermedades reumáticas; y eso solo entre las más comprobadas. Incluso el tratamiento externo de unas hemorroides y por supuesto de un forúnculo, genera una nueva enfermedad hasta ahora no existente. La supresión de la vía de escape a través de la piel es tan grave como tapar la boca de un volcán cuando está en erupción.

Unas hemorroides son un proceso en el cual el sistema venoso sobrecargado se dilata y revienta para sacar al exterior una presión demasiada alta en las venas. De no hacerlo a través de esta vía, molesta, pero no grave, lo hará más tarde en una vena interna y provocará una flebitis y quizás una embolia pulmonar. Del mismo modo las úlceras varicosas obedecen a una falta de oxígeno en las zonas más débiles del recorrido venoso y una fístula anal no es sino la consecuencia del mismo problema.

Pero no solamente la piel es la encargada de eliminar al exterior aquello que nos estorba, ya que también lo hacen continuamente los pulmones, los riñones, el hígado, el sistema digestivo y hasta el pelo. Por tanto, nunca se debe reprimir la capacidad depurativa de nuestro organismo, del mismo modo que no se debe reprimir drásticamente la fiebre, la sed, las ganas de evacuar, los eructos, las ganas de rascarse o de estirarse. Todas estas manifestaciones cotidianas del ser humano no son meros reflejos, sino actos destinados a equilibrar continuamente nuestro cuerpo.

El "Psora" es por tanto la enfermedad que ha vuelto, aquella que parecía curada y que en realidad estaba latente en espera de que las defensas se volvieran más débiles. Cualquier medicación de uso externo (y existen cientos de ellas) es una opción segura al nuevo brote de la enfermedad, del mismo modo que lo son los medicamentos sintomáticos, aquellos que solamente alivian el síntoma más notorio y molesto. También actúan en este mismo sentido aquellas sustancias que normalmente se encuentran en nuestro organismo, como son las hormonas, y que se emplean de manera adicional para cubrir deficiencias. Aunque lo ideal sería poner los medios para que el organismo fuera capaz de volver a fabricar las hormonas que necesita y en el momento en que las necesita, se prefiere administrarlas desde fuera para cubrir un déficit o para aprovechar los efectos terapéuticos de un exceso administrado en un momento dado.

El iris es muy sensible a estos excesos de medicamentos o toxinas no eliminadas y un chequeo casi superficial es suficiente para averiguar hasta qué punto el enfermo está a punto de que se le declaren enfermedades que consideraba curadas.

En resumen:

1. Nunca hay que tratar las enfermedades de la piel exclusivamente con medicación tópica.
2. Las enfermedades de la piel son en un 99% de los casos síntomas de enfermedades internas.
3. Toda enfermedad que retorna es porque en realidad nunca estuvo curada.
4. No utilizar medicamentos que anulen el síntoma.

LA PREDISPOSICION A PADECER ENFERMEDADES

Existen una serie de circunstancias o inclinaciones de las personas a padecer más unas enfermedades que otras, las cuales no están en relación con su medio ambiente, trabajo o alimentación, sino en su predisposición a padecerlas por causas heredadas u orgánicas. Pero estas mismas enfermedades puede que nunca se declaren si la persona, a la que denominaremos "el terreno", logra oponer fuerte resistencia a cualquier patología. Ese término fue sin embargo despreciado por Pasteur, en oposición al Dr. Menethier (precursor de la Homeopatía) hasta pocas horas antes de su muerte, en cuyo lecho confesó a Menethier que, efectivamente, lo importante no era la bacteria sino el terreno en el cual anidaba.

Por tanto, hay que considerar al terreno como un dato aún más valioso que la enfermedad misma, la cual puede no revestir importancia si es rechazada sin problemas. Por desgracia la medicina está más preocupada por el tratamiento de la enfermedad que con el fortalecimiento del individuo y pocas son las ocasiones en las cuales en una infección, tomada como ejemplo, se "recetan" soluciones tan sencillas como hidroterapia, aire libre, música relajante, ambiente cariñoso a la cabecera, comidas saludables o hierbas energéticas y depurativas. El uso del medicamento ha invadido de manera tan exclusiva los tratamientos que lo demás se considera menor o cuando menos superfluo.

Como ejemplo de ello valga mi propia experiencia un día en el cual se me declaró un vértigo paroxístico que me obligó a ingresar en el servicio de urgencias de un gran hospital. Allí lo primero y quizás lo único que pudieron hacer es ponerme una inyección de un antivertiginoso (sulpiride, para ser más exactos) y esperar. Pues en esta insoportable espera, con una imposibilidad total de moverme a cualquier lado, tuve que pasar 20 horas mirando al techo de un recinto de apenas seis metros cuadrados, sin nadie a mi lado (las visitas estaban prohibidas (?), con enfermeras y médicos de un lado para otro, hablando de todo y con todos a voces (entre las 12 y las 8 de la noche), sin ventanas ni ventilación alguna directa y sin que nadie me explicara el por qué de ese vértigo, la solución y si quizás se reproduciría. Estoy seguro que la simple presencia de un familiar a mi lado, una ventana para ver pasar el día y la noche y un poco de música clásica hubiera bastado para curarme.

Lo cierto es que la respuesta ante las enfermedades es tan variable, incluso ante una misma enfermedad, que la frase de que "no hay enfermedades, sino enfermos", cobra cada día más importancia. El problema es cómo apreciar el grado de fortaleza ante las enfermedades, ante esa enfermedad, de cada persona y en función de qué parámetros medimos al enfermo.

Podemos haber heredado una serie de predisposiciones genéticas que nos marcarán fuertemente nuestra resistencia a las enfermedades, del mismo modo que diferentes patologías nos pueden haber dejado secuelas quizás irreversibles, o nuestro tipo de vida es tan insano que no aguantemos ni un simple resfriado. También puede ocurrir que nuestro carácter nos perjudique en lugar de ayudarnos a curarnos o de que los alimentos que tomemos estén tan refinados como polucionado el aire que respiramos. Y eso sin contar los medicamentos, las vacunaciones y las drogas de uso cotidiano como el alcohol o el tabaco.

Todas estas cuestiones hacen que una persona tenga una predisposición casi matemática a padecer ciertas enfermedades, a no ser que lo conozca y ponga los remedios adecuados para evitarlas. Los homeópatas conocen perfectamente estas predisposiciones y para comprenderlas remitimos al lector al libro "Guía de la Homeopatía", publicado por esta misma editorial.

En iridiología lo que podemos hacer sin lugar a dudas es someter a un exhaustivo interrogatorio al paciente para averiguar cualquier carencia, exceso, toxemia, desequilibrio, disfunción o retención, que nos pueda conducir a una valoración de su salud conjuntamente con aquello que observamos en el iris. En este sentido, debemos observar arcos circulares, copos blancos, problemas circulatorios, residuos tóxicos, deformaciones de la pupila y relieves.

Los arcos circulares nos pueden indicar endurecimiento de tejidos, las deformaciones de la pupila estados psicóticos, los signos de relieve señales de enfermedades antiguas, los copos blanquecinos exceso de sustancias de deshecho y la autointoxicación en forma de manchas. El resumen de todo ello nos puede indicar la predisposición o no de la persona para padecer enfermedades, especialmente las de tipo infeccioso.

En resumen:

- Una circulación de la sangre difícil o lenta puede perjudicar el sistema defensivo.
- Cuando los procesos depurativos no se estimulan el sistema nervioso queda alterado.
- Cuando una enfermedad no deja el iris limpio de residuos es señal de que se puede reactivar.
- Un iris sin signos de relieve es un buen pronóstico.

- Antes de administrar el tratamiento específico es recomendable efectuar un drenaje.
- La presencia de coloraciones anormales es casi siempre de mal pronóstico, lo mismo que las manchas residuales.
- Las alteraciones de la pupila son reversibles, lo mismo que la enfermedad que la originó.
- Los copos blancos no son signos de mal pronóstico.
- Un exceso de residuos o toxinas puede perjudicar la actividad cardíaca.
- El exceso de medicamentos siempre perjudica el sistema nervioso.
- Los estados de debilidad disminuyen la eficacia del sistema defensivo.

Otras notas de interés:

- Los copos blancos indican abundancia de deshechos durante los procesos metabólicos.
- Los copos amarillentos pueden ser indicio de exceso de colesterol en la zona afectada. Es importante señalar que el colesterol que nos debe de preocupar no es aquel que circula en sangra, sino el que está ya adherido a algún tejido.
- Los medicamentos también pueden colorear los copos, aunque son más fácil de eliminar que el colesterol.
- Las reacciones defensivas orgánicas deprimidas se manifiestan en forma de manchas marrones.
- Dos líneas paralelas en la zona de la nariz pueden indicar sinusitis.
- Las afecciones de garganta y oídos afectan casi siempre a los ganglios linfáticos de las axilas.
- La extensión de las lagunas no está en relación con la gravedad de la enfermedad.
- Debemos mirar con detenimiento el origen de cualquier signo, al menos con tanto cuidado como su recorrido.

EL OJO HUMANO

Aunque un iridiólogo no concede importancia a las lesiones del ojo y su entorno y se concentra casi exclusivamente en los signos del iris, se hace imprescindible que conozca perfectamente la anatomía y fisiología del sistema ocular, así como las posibles enfermedades que puedan afectar al ojo en su conjunto. Con ello sabrá diferenciar perfectamente lo que es una mancha en el iris de una afección o lesión, e incluso será capaz de alertar al paciente sobre enfermedades oculares que pueda detectar, con el fin de que acuda a un especialista oftalmólogo.

Globo ocular

El globo ocular humano tiene una forma esférica, aplanada en su eje vertical, con una prominencia en su parte anterior o córnea y que podemos dividirlo en dos formaciones:
1. Los medios transparentes y refringentes, los cuales son atravesados por los rayos lumínicos antes de llegar a la retina. Pasan por la córnea, humor acuoso, cristalino y humor vítreo, o sea, desde la parte anterior a la posterior.
2. Las paredes del globo ocular, conocidas bajo el nombre de membranas esclerótica, coroides y retina.

Retina

Se trata de una tela interna de estructura nerviosa, la cual está formada por fibras del nervio óptico expandidas y que tapiza externamente el iris y la capa externa del coroides. En ella se forman, a modo de pantalla, los objetos que vemos y las ondas luminosas excitan el sistema nervioso y transmiten los objetos que vemos hasta el centro de la visión, situado en la corteza del glóbulo occipital.

Córnea y esclerótica

La córnea es una membrana transparente que está unida a la esclerótica y que está formada por láminas de tejido conjuntivo dispuestas paralelamente en dos capas de epitelios. Se encuentra a continuación de la esclerótica, en el segmento anterior de la superficie ocular, y aunque forma parte de los medios refringentes es una de las membranas de la cubierta del globo ocular.

La esclerótica es por tanto una parte externa, fibrosa, que tiene como misión proteger la forma esférica del ojo, rodeándole en su mayor parte, dejando paso solamente al nervio óptico y por su parte anterior a la córnea.

Cristalino

Esta lente biconvexa está situada detrás del iris y se mantiene allí gracias a unos ligamentos de fibrillas que la mantienen suspendida. De naturaleza refringente, se compone de una membrana o cápsula del cristalino, así como de cierta materia fibrosa que forma el cuerpo del cristalino. Su misión es la de actuar como lente convergente de los rayos luminosos hacia la retina, en donde se formarán las imágenes de forma invertida.

Humor acuoso y vítreo

Contenido entre la parte anterior del cristalino y la posterior de la córnea, es una sustancia transparente, gelatinosa y homogénea y que encerrada en un saco denominado membrana hialoide, llena los dos tercios de la cavidad ocular.

Coroides

Esta túnica media, muy vascularizada, rica en pigmentos y con músculos, tiene como misión nutrir al globo ocular. Los coroides tapizan la esclerótica, separándose en la unión de ésta con la córnea para penetrar en la cámara anterior del ojo, en donde forma un diafragma llamado iris, en cuya parte central está la pupila.

Iris

Curiosamente, mientras que el iris es una pieza vital para el diagnóstico de las enfermedades según los postulados naturistas, para los oftalmólogos apenas si es una zona de interés patológico.

El iris es una membrana con tejido conjuntivo, muscular y vascularizada, situada entre las cámaras anterior y posterior del ojo. Tiene un espesor medio de 0,3 mm., algo más fino en su parte exterior y en la zona que linda con el borde de la pupila.

La pupila:

La pupila es su parte interna, el núcleo, la cual está en contacto internamente con la lente del cristalino, dividiendo esa zona en dos partes comunicadas entre sí, pero permitiendo que a través de ella circule el humor acuoso, un líquido muy fluido que baña toda la cámara anterior. Ese humor se produce mayoritariamente en la esclerótica, la zona blanca del ojo, la cual está además en contacto con los procesos ciliares.

El iris es por tanto una zona intensamente rica en canales vasculares y tejido conjuntivo, lo que le permite una gran elasticidad, movilidad y capacidad de resistir cambios ambientales continuados o de iluminación, mientras que la pupila cumple la misma función que el diafragma de las cámaras fotográficas; se cierra cuando hay mucha luz y se dilata cuando existe penumbra.

Ya sabemos que por la parte frontal linda con la córnea y por la posterior con el cristalino, por tanto, esta última zona no es visible y está en contacto con la retina ciega, la cual forma el fondo del iris y a la cual no llegan los rayos lumínicos a pesar de contener pigmentos de color negro. Pero es precisamente en esa zona donde se dan los detalles nerviosos del iris al estar en relación con estructuras del cerebro que se han desarrollado durante la fase embrionaria.

Por la parte posterior de este epitelio pigmentado de negro o morado están también una gran cantidad de anillos del sistema nervioso, mientras que la parte anterior es la que forma la corona del iris. Entre ambas se encuentra la zona muscular, la cual está dividida en dos músculos opuestos, el dilatador y el esfínter, algo que es habitual en cualquier otra zona corporal. Mientras que el dilatador cubre una zona que llega hasta el borde periférico del iris y el esfínter tiene forma de anillo que bordea la pupila, la función de ambos es perfectamente lógica: el dilatador dilata la pupila en situaciones de falta de luz o bajo la influencia de ciertas drogas o situaciones patológicas, el esfínter - con su mayor espesor - la contrae gracias a la acción del sistema parasimpático.

Ambos músculos se pueden observar con aparatos ópticos adecuados, aunque el dilatador es apenas visible, motivo por el cual no todos los especialistas reconocen su existencia.

La inervación del iris se regula mediante el sistema nervioso (trigémino, oculomotor y simpático) y glandular, dependiendo ambos entre sí y estando situada su zona sensitiva en la capa anterior del estroma, el cual está situado en el endotelio del iris y posee un tejido conjuntivo rico en vasos sanguíneos que permite el paso del humor acuoso. En esta zona se perciben señales muy importantes en iridiología, pudiéndose encontrar criptas, lagunas, zonas desvitalizadas y coloraciones diversas.

El estroma por su parte anterior es una capa agujereada por diversos canales que se comunican entre sí, mientras que en su zona media es un tejido conjuntivo rico en humor acuoso, en el cual se encuentran criptas de difícil visualización. La capa posterior es una parte muy rica en capilares. La unión de las tres zonas está ampliamente pigmentada adoptando diversas formas que se acumulan en diferentes capas y constituye la parte habitualmente explorada en iridiología.

No todas las personas son válidas para realizar una exploración del iris, ya que se hace necesaria cierta pigmentación para diferenciar unas zonas de otras.

Por ello, los albinos, al carecer de pigmentación, poseen un iris en el cual predominan los vasos sanguíneos - el color rojo - y hace difícil diferenciar otras coloraciones, del mismo modo que en otras personas predomina una fuerte coloración azul que enmascara las señales.

Parece ser que el contenido en pigmento del iris tiene una estrecha relación con el sistema nervioso y por tanto está muy influido por las enfermedades, el carácter o la fiebre. No es extraño encontrar en esta zona una importante red sensitiva y motora, del mismo modo que existe una conexión hacia el cerebro a través del nervio óptico. Existen también otras conexiones con zonas corporales importantes, como son la sustancia reticular y la corteza cerebral, quedando así explicada la interesante y peculiar propiedad del iris para reflejar alteraciones del carácter.

PATOLOGÍA DEL OJO

Aunque la misión de un iridiólogo es la de diagnosticar las alteraciones de la salud que se reflejan en el iris, es muy probable que durante sus exploraciones observe enfermedades puramente de la visión y que es posible que hayan pasado desapercibidas por el enfermo. Por ello se hace imprescindible que conozca de una manera superficial las enfermedades más comunes que afectan a los ojos, no para poner un tratamiento médico que lógicamente corresponde a un oftalmólogo, sino para alertar al enfermo para que acuda cuanto antes a un especialista. De todas maneras, si sus conocimientos sobre naturopatía son muy amplios es posible que quiera acometer personalmente el tratamiento, del mismo modo que lo haría con cualquier otra zona corporal. En este sentido no hay que olvidar que en medicina natural no existen especialistas y cualquier naturópata debe ser capaz de curar toda clase de enfermedades y problemas sin distinción. Por ello es muy probable que la inclusión de este capítulo dedicado a las enfermedades del ojo le pueda ser de gran utilidad.

En este sentido es importante recordar que:

- Los músculos del cuerpo ciliar sirven para enfocar el cristalino.
- Las zónulas de Zinn, mantienen el cristalino en suspensión.
- El humor acuoso se segrega en el epitelio ciliar.
- El canal de Schlemm sirve para el drenaje.
- La pupila forma parte del iris y regula la luz que entra en el ojo.
- La imagen se logra en la retina.

Exploración general del ojo

Al comienzo es necesario preguntar al paciente sobre la localización, el tipo de dolor, la duración de las molestias, si existen secreciones, enrojecimiento o si ha notado pérdida de la agudeza visual. Este último factor quizás sea necesario comprobarlo en primer lugar (salvo en los casos de accidentes) y se puede hacer de manera sencilla poniendo al paciente a una distancia de seis metros de las letras y signos de lectura.

Después, y con la ayuda de una luz portátil y una lupa, se examinará el ojo sin olvidar los párpados y los tejidos adyacentes.

También se palparán las zonas de los párpados en los cuales pueden existir bolsas de líquido, tratando de sacarlo, si lo hubiera, a través del lagrimal correspondiente.

Una zona especialmente delicada es la córnea, por lo que la exploración debe hacerse con cuidado, tanto en la utilización de la luz como en los posibles toques. La pupila, sin embargo, requiere el empleo de un foco luminoso concentrado para averiguar la acomodación a la luz y se evitará la aplicación de colirios ciclopéjicos si existe la sospecha de glaucoma o traumatismos en la cabeza. La ecografía resulta un buen método para diagnosticar tumores, desprendimientos de retina y hemorragias, así como para detectar cuerpos extraños.

Alteraciones más frecuentes

Hemorragias:

Las que afectan a la conjuntiva suelen ser debidas a pequeños traumatismos, esfuerzos, tos y estornudos, y declararse a cualquier edad. Si no existen enfermedades vasculares conocidas, normalmente no revisten gravedad y se reabsorben en poco menos de 15 días, con o sin tratamiento.

Las hemorragias producidas por la diabetes o la hipertensión afectan al cuerpo vítreo y se notan por el reflejo negro al observar con el oftalmoscopio. Si son debidas a traumatismos o desgarros de la retina, puede ocurrir un desprendimiento de retina. Si no es así pueden evolucionar lentamente y reabsorberse o endurecerse y obstaculizar la visión. En algunos casos el tratamiento con rayo láser permite controlar estos casos y evitar que degeneren.

Algo más importantes son las hemorragias de retina a causa de hipertensión, diabetes o infartos, ya que son consecuencia de una enfermedad vascular general.

Manchas en la visión:

Suelen detectarse precozmente por el mismo paciente cuando mira una zona muy blanca y con frecuencia se observa movimiento del cuerpo flotante. Aunque alarman a quienes los ven, son habituales en personas miopes y personas mayores y quizás son debidos a desechos acumulados en la zona membranosa que une el cuerpo vítreo con el nervio óptico.

Otros casos similares son producidos en las pequeñas hemorragias o en los desprendimientos de retina, notándose a veces una lluvia de destellos luminosos.

De cualquier manera, no hay que menospreciar estas señales en la visión y a veces una simple lupa potente, desde una distancia de 30 cm., puede ser suficiente para observar las manchas. Por tanto, cualquier presencia espontánea de cuerpos flotantes o destellos luminosos, requiere de una exploración adecuada.

Fotofobia:

Consiste en la intolerancia a la luz, especialmente al pasar de la penumbra a una zona iluminada, siendo habitual en personas que emplean frecuentemente gafas de sol o en quienes tienen deficiencia de vitamina A. Otros casos más serios son los producidos por traumatismos, conjuntivitis, glaucoma o quemaduras.

Problemas de refracción:

Los más frecuentes son la hipermetropía que consiste en que el punto focal se encuentra detrás de la retina, la miopía cuando la imagen se forma delante de la retina, el astigmatismo en el que hay una refracción duplicada o distinta en los meridianos del ojo, y la presbicia o vista cansada que se da en los ancianos por una falta de adaptación a los cambios de enfoque.

En todos los trastornos de la refracción hay que ser prudentes antes de recomendar el uso de gafas o lentillas, ya que a veces son debidos a una graduación anterior errónea o a enfermedades que afectan al músculo ocular o su riego sanguíneo. Un niño que tenga un problema de refracción, si va acompañado de dolor en los ojos o sensación de visión nublada, requiere un estudio previo antes de graduar la vista.

Traumatismos:

Si el accidente ha ocurrido hace poco tiempo y no es grave bastará con lavar el ojo adecuadamente y extraer, si los hubiera, los cuerpos extraños albergados en la conjuntiva. En el caso de que no baste el lavado y se haga necesario el uso de algún extractor o limpiador, se puede utilizar un algodón estéril empapado o mediante la aspiración con agujas adecuadas. En cualquier caso, es necesario disponer de una lente de aproximación o unas gafas de relojero para observar con detalle el ojo y no dañarlo aún más. Mención especial son los cuerpos extraños metálicos que puedan oxidarse al contacto con la humedad del ojo, ya que suelen dejar un anillo de herrumbre que es necesario eliminar.

En las contusiones de párpados quizás baste el tratamiento tradicional con hielo (nunca sin la protección de un trapo) en las primeras 24 horas, pasando después a los fomentos calientes que faciliten la dispersión del hematoma.

Quemaduras:

El tratamiento de urgencia es el agua esterilizada o en su defecto agua del grifo o de botella. Posteriormente hay que evitar la infección con alguna solución antibiótica (própolis) y tapar con una venda.

En caso de quemaduras químicas el tratamiento de emergencia sigue siendo el agua durante 5 a 30 minutos, tratando de lograr que el pH del ojo sea neutro. Posteriormente el extracto diluido de própolis sigue siendo un buen remedio para calmar el dolor, desinfectar y regenerar los tejidos.

Celulitis orbitaria:

Se trata de una inflamación de los tejidos orbitarios producida por una infección que procede de los senos nasales o los dientes. La sintomatología comprende dolor, fiebre, malestar general, disminución de la movilidad ocular, neuritis óptica y afecciones venosas del ojo. El tratamiento local debe ir unido al empleo de antibacterianos por vía general.

Exoftalmos:

Es una inflamación de los globos oculares producida por diversas causas, entre ellas: traumatismos, edemas, trombosis, glaucoma o miopía. También es frecuente en el hipertiroidismo, aneurisma intravenoso, carencia de vitamina A y síndrome de Down.

De no corregirse el problema el ojo puede deshidratarse, ulcerarse e infectarse.

Alteraciones en el lagrimal:

Puede declararse una estenosis por una anomalía congénita que aparecerá entre los 3 y los 12 años, lo que producirá un lagrimeo constante de un ojo, e incluso un rebosamiento hacia la mejilla. Si el exceso de lágrima se produce en adultos puede deberse a un problema inflamatorio del lagrimal poco importante, incluso producida por una infección nasal. Las infecciones de ojo, la conjuntivitis, los resfriados y las alergias, son las causas más frecuentes de exceso de lágrima.

La carencia parcial de lágrima es habitual en niños muy pequeños y no suele requerir tratamiento salvo en los casos serios, y en ancianos. Un tratamiento conservador muy eficaz consiste en la toma diaria de aceite de Onagra y suplementos de vitamina A. De aplicar colirios o soluciones estériles hay que procurar que tengan poca cantidad de cloruro sódico y no contengan *timerosal*.

Blefaritis:

Consiste en la inflamación de los bordes del párpado, el cual se encuentra rojo, con escamas y posiblemente con úlceras y costras. Suele estar producida por una infección bacteriana por estafilococos y en ocasiones por alergias y estar asociada a seborrea del cuero cabelludo.

El paciente refiere su mal como si tuviera presencia de un cuerpo extraño, con escozor y quemazón, siendo habitual el que se caigan las pestañas y que haya abundancia de lágrimas y fotofobia intensa. Los párpados se pegan durante el sueño y al despertar es doloroso el proceso de despegarlos si no se emplea agua tibia. También son frecuentes los orzuelos de repetición.

El tratamiento consiste en corregir la infección.

Orzuelos:

Se trata de una infección de las glándulas del ojo, normalmente a causa de estafilococos. Los más habituales son los externos y pueden comenzar con dolor, hipersensibilidad en esa zona del párpado, lagrimeo, fotofobia y sensación de cuerpo extraño.

Al principio aparece una pequeña mancha amarilla y posteriormente se inflama y comienza la supuración. Si el orzuelo se rompe el dolor desaparece y el tratamiento es solamente conservador para que no vuelva a infectarse. También se puede acelerar el proceso cuando está madurando mediante la aplicación de compresas calientes de tomillo o eufrasia.

Conjuntivitis:

La inflamación de la conjuntiva es algo muy frecuente y se puede deber a bacterias, virus, alergias o sensibilidad a elementos extraños. También puede estar producida por el viento, el polvo ambiental y la polución, así como cuando hay un proceso catarral o una luz intensa.

Normalmente es una afección leve que no requiere nada más que lavar el ojo con una infusión que contenga eufrasia y própolis. En el caso de conjuntivitis alérgica se utilizará la infusión de hisopo.

No hay que tapar el ojo, ni manipularlo con los dedos, evitando igualmente la aplicación de colirios vasoconstrictores o con cortisonas.

Pueden existir conjuntivitis crónicas en personas que emplean lentillas, pestañas postizas, rímel, ambientadores o aire acondicionado muy cercano. Las producidas por causas profesionales, como el tóner de las fotocopiadoras, los disolventes o el polvo de la madera o del metal, son imposibles de corregir salvo que se empleen gafas protectoras adecuadas.

Las producidas por lentillas implican el cambio del líquido limpiador, del acondicionador y con mucha frecuencia de la misma lentilla. La mayoría de las lentillas muy usadas suelen dar conjuntivitis intensas, lo mismo que la poca limpieza de ellas.

La conjuntivitis del estudiante requiere el uso de una lámpara de estudio adecuada y que incida solamente en el material de estudio, nunca en los ojos.

Ulcera corneal:

La presencia de un cuerpo extraño, una lentilla defectuosa, o una lesión, puede causar una úlcera en la córnea que se infectará invariablemente. También pueden ser causadas por carencia de vitamina A o de proteínas.

Suele haber dolor intenso muy localizado, como una punzada, fotofobia y lagrimeo, haciendo sumamente dolorosa cualquier manipulación o chequeo. La pérdida parcial de la visión también puede darse.

Los colirios a base de ácido aristolóquico suelen dar buen resultado.

Catarata:

Se trata de la opacidad del cristalino, lo cual produce pérdida progresiva de la visión, aunque sin síntomas dolorosos. Si la afección se desarrolla en el centro del cristalino se desarrolla miopía, por lo que una persona afectada de presbicia (vista cansada) puede notar que ve perfectamente de cerca sin gafas. En el caso de que la catarata se genere debajo de la cápsula posterior la pérdida de visión es mayor cuando hay mucha luz.

Lo normal es que la pérdida de visión sea gradual en la madurez y cuando están muy desarrolladas el cristalino se vuelve gris, mientras que en los casos leves se manifiestan como reflejos oscuros.

Apenas si hay tratamiento eficaz que detenga una catarata en evolución, aunque se puede intentar el Gelsemium a la 5 CH y el Glutatión reducido.

Uveítis:

La inflamación del tracto uveal, que comprende el iris, el cuerpo ciliar y coroides, suele estar asociada a otra enfermedad general. La sintomatología incluye visión disminuida o borrosa, moscas flotantes, dolor y fotofobia.

Las enfermedades que pueden producirla son la espondilitis anquilosante, la artritis reumatoide juvenil, la toxoplasmosis, las infecciones por citomegalovirus, la toxocariasis, la histoplasmosis, la tuberculosis, la sífilis o la sarcoidosis, entre otras.

Retinopatías vasculares:

Se trata de hemorragias, edemas y exudados producidos en la retina. Las causas habituales son la arteriosclerosis y la hipertensión, así como la diabetes.

Desprendimiento de retina:

Se denomina así a la separación de la retina de su epitelio. Suele ser indoloro y días antes de ello pueden notarse moscas volantes, destellos de luz y visión borrosa, progresando poco a poco con una especie de velo que cubre el ojo en la zona central. Pueden darse hemorragias que oscurecen el fondo de ojo. Se producen como consecuencia de miopías, después de una intervención quirúrgica de cataratas, en los traumatismos oculares, por tumores, por tracción o por acúmulos de líquidos.

Glaucoma:

Es una enfermedad producida por el aumento de la presión intraocular que puede producir ceguera parcial o total. El glaucoma puede ser primario, congénito, secundario o absoluto. El más frecuente es el secundario a causa de una uveítis, un tumor, una catarata aumentada de tamaño o al uso de corticoides en el ojo.
La sintomatología que acompaña al glaucoma incluye visión borrosa, dolor de cabeza, halos alrededor de las luces, malestar general, náuseas y vómitos, síntomas estos que se suelen confundir con otras enfermedades y que prolongan el diagnóstico certero. Por eso, ante cualquier síntoma de la visión se hace necesaria una exploración muy minuciosa, especialmente en niños, antes de mandar gafas o tachar los síntomas como de "tensión nerviosa".

ANÁLISIS DEL IRIS

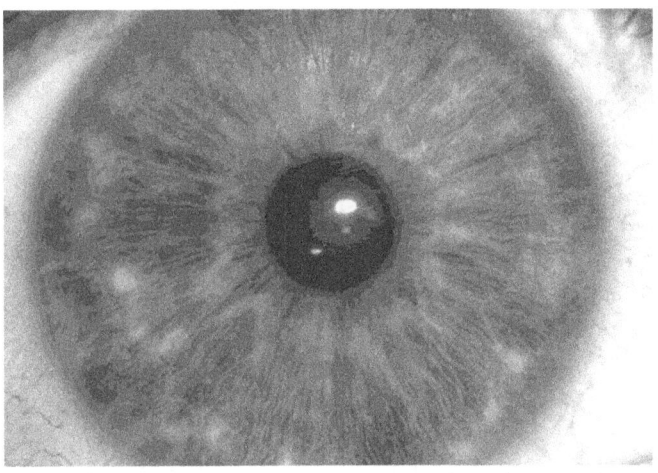

En el iris podemos observar dos características: el color y la textura o relieve. La textura se refiere a la densidad y en él se miden la calidad de los órganos de la persona, así como la capacidad de recuperación y su vitalidad. No nos indica enfermedad alguna, pero nos "habla" de la potencia y resistencia ante las enfermedades.

El color:

En el color podremos ver la calidad de la sangre, linfa y demás líquidos orgánicos, así como las características de la herencia. Al nacer los iris son habitualmente de color gris, azul oscuro o incluso de tono marrón claro, aunque en poco más de un mes el color evoluciona ya hacia el definitivo. En ese momento pueden aparecer ya los primeros signos iridianos, ya que lógicamente el niño es un ser que tiene ya más de nueve meses de vida y se han tenido por fuerza que realizar cambios en su organismo. No obstante, lo más normal es que el iris esté liso y solamente veamos unos pequeños copos blancos, pero en el caso de que se vean ya algunas marcas podríamos deducir que se trata de predisposiciones genéticas que convendría tener en cuenta. De todas maneras observar el iris a un niño pequeño es una labor muy difícil, motivo por el cual la mayoría de los iridiólogos prefieren no observarles.

El color más habitual en el iris es el azul celeste o el marrón claro, siendo este último el más fácil de observar. En el de color azul las células del estroma no llevan pigmento, pero dado que el fondo del epitelio es oscuro se puede ver una pigmentación azul muy uniforme y brillante.

Un iris, sea cual sea el color, debe ser de color brillante, signo de salud y solamente en los casos en los cuales se percibe menos intensidad podemos pensar en una enfermedad. El ojo de un anciano es la mejor manera de observar un iris desprovisto de energía y solamente con esta referencia podríamos evaluar la gravedad o levedad de la enfermedad.

Una excepción a estos colores es el iris de los albinos, ya que no es posible encontrar pigmentación en ninguna parte del ojo. La transparencia es tal que se pueden ver los vasos sanguíneos y esto proporciona una falsa coloración rosa, motivada por el color de la sangre.

Hay quien considera que los colores blancos del iris se deben a un fenómeno de refracción de la luz cuando el tejido del iris está congestionado a causa de una hiperfunción del sistema neurovegetativo. Esta congestión provocaría un relieve del tejido que le hace visible incluso a simple vista. Aún así, quedaría sin explicar los signos depresivos, presentes en lagunas - por ejemplo - ya que obviamente no deben suponer hiperfunciones vegetativas.

Los signos blancos suelen corresponder a patologías recientes y por eso aunque se piensa que la topografía del iris no cambia substancialmente, es lógico pensar que la pigmentación blanca sí puede y tiene que cambiar. El paso del tiempo hace que, o bien desaparezcan, o que deriven a una pigmentación más oscura que indicaría un recrudecimiento de la enfermedad y su paso a un estado crónico.

Textura:

La textura no depende del color del iris, ni de las posibles marcas que aparezcan. Es más, pueden aparecer numerosas marcas y relieves en el iris y no ser signo de mal pronóstico, siempre y cuando la textura sea sólida y fibrosa. Es como observar la piel de las personas, la cual al ser un reflejo de nuestro estado interno nos indica, si somos buenos observadores, la existencia de enfermedades o la salud. Del mismo modo que la piel sana posee un color uniforme, no tiene granos, es elástica y de aspecto bello, la textura del iris debe ser igualmente vital, como una pieza de madera noble bien cuidada. En el supuesto de que en una determinada zona veamos rupturas de la calidad del iris o grietas, será la señal de que esa zona refleja correspondiente está enferma.

Con una lupa adecuada podemos observar en esa parte externa del iris las fibras nerviosas y musculares, las cuales no deben estar inflamadas, ni con contracturas, ni mucho menos torcidas o entremezcladas entre sí. La capa epitelial debe quedar tapada y de no ser así indicaría alteraciones de la salud, lo mismo que si viéramos grumos o gránulos.

Otras:

Se denominan fibras en el iris a aquellas marcas con forma de pelo, suelto o peinado, que parten de la corona nerviosa y se extienden de manera ondulada al exterior, en paralelo muchas veces con otras señales iridianas.

Pudiera ser que nos indiquen una hiperactividad del sistema nervioso a causa de una patología que le obliga a permanecer siempre activo, como pudiera ser una alteración lumbar o una bronquitis asmática con fuerte tos no productiva.

Cuando estas fibras blancas son aisladas y no siguen una dirección radial, es más, llegan a cruzar varios sistemas al mismo tiempo, puede indicar que la enfermedad busca formas de llegara a otros órganos para extenderse o para tratar de resolverse. No hay que olvidar que por encima del valor de un medicamento está la autocuración que inicia el organismo desde el mismo momento en que existe un desequilibrio. Algunos investigadores explican que estas pueden ser las señales inequívocas de las metástasis cancerígenas, las cuales por su rapidez de evolución no pueden provocar pigmentaciones o señales coloreadas, comenzando solamente por estas fibras blancas que mencionamos.

Hay quienes, además de estas consideraciones, piensan que cualquier proceso quirúrgico produce en los primeros días postoperatorios unas líneas blancas onduladas como las mencionadas, anárquicas en su recorrido, y que indicarían la serie de transformaciones que tiene que pasar un tejido que ha sido cortado y seccionado, con el fin de regenerarse y formar un queloide o cicatriz. Por eso estas marcas pueden indicar un proceso de expansión grave de una enfermedad o ser simplemente consecuencia de una operación quirúrgica. Como siempre, el interrogatorio previo al paciente es imprescindible para valorar las señales que encontremos en el iris.

También se pueden observar, aunque con menos frecuencia, pequeños hilos, bastante menos gruesos que los que simulan pelos del cabello, los cuales tienen un color siempre brillante con tonos plateados, indicativos de una afección algo más seria que cuando se perciben blancos. Suelen deberse a alteraciones muy localizadas y pudiera ser que nos indique el principio de una afección tumoral, lo que constituye una señal diagnóstica de incalculable valor que nos permitiría tratar a tiempo un tumor maligno.

Otras señales frecuentes son las sanguíneas o muy vascularizadas, con su coloración roja, lo que nos indicaría que la patología es siempre vascular, con tendencia a las hemorragias o a los trombos. Por su alta precisión en cuanto a la patología (deja poco lugar a la duda), nos permite averiguar incluso la parte corporal en la cual se está dando el problema arterial o venoso, permitiendo un tratamiento muy rápido en un problema que suele permanecer oculto hasta que no existan síntomas claros.

ALGUNAS CONSIDERACIONES SOBRE LA IRIDIOLOGÍA

- Los signos del iris pueden ser consecuencia de las enfermedades pasadas, o precederlas.
- No todas las enfermedades quedan reflejadas en el iris.
- El iris nos avisa de las partes débiles de nuestro cuerpo, incluso desde el mismo momento del nacimiento.
- Se cree que las marcas iridianas son producidas por nuestros genes, como un mensaje, aunque no es una regla fija.
- Podemos definir a las marcas del iris como una información que se expresa de por vida, aunque con multitud de cambios. Ello indicaría una capacidad del organismo para regularse y adaptarse.
- Hay una gran cantidad de enfermedades que dejan una huella más clara, más universal, mientras que otras lo hacen de forma casi indeleble.
- Las enfermedades heredadas solamente se pueden mejorar alterando el medio, el terreno, no actuando sobre la enfermedad misma.
- Los diversos miembros de una familia suelen tener características y marcas similares.
- Una señal bien interpretada es signo inequívoco de enfermedad, aunque todavía no sea detectable por los medios tradicionales. Lo único que ocurre es que quizás se manifieste ya con claridad unos meses después.
- No es posible determinar con exactitud y ni siquiera con aproximación, la fecha en la cual se va a declarar una enfermedad incipiente que hemos detectado en el iris. Por eso muchos pacientes y médicos no creen las advertencias que un iridiólogo les pueda hacer con antelación. ¿Cómo es posible creer en una enfermedad que aún no presenta síntomas?.

• Se puede detectar en el iris la predisposición a padecer enfermedades cardíacas, incluso en la juventud, pudiendo recomendar entonces unos hábitos de vida saludables que eviten esta predisposición genética. Esto es igualmente válido para las enfermedades artríticas, prostáticas y otras formas degenerativas.

• No todas las marcas nos indican enfermedades, ya que hay muchas que nos muestran solamente debilidades, lo cual puede ser asumido por la persona sin manifestación alguna de enfermedad.

• Las marcas relativas a enfermedades o traumatismos no suelen desaparecer cuando se resuelve la enfermedad. Ello se puede deber a dos causas: en los traumatismos (quirúrgicos o espontáneos), la parte afectada ya nunca podrá quedar con las mismas características que tuvo y por tanto la señal de la alteración quedará para siempre. En aquellas enfermedades en las cuales la marca no desaparece con el paso de los meses es debido, o porque el órgano tampoco podrá recuperar nunca su función óptima (una hepatitis), o porque pertenecía a una enfermedad o alteración congénita que se acaba de manifestar. Además, una enfermedad puede volver a repetirse, como por ejemplo las alteraciones vertebrales.

• Hay enfermedades que no se manifiestan en el iris, incluso cuando son graves, como es el caso de algunos cánceres. Parece ser que la causa es que la enfermedad se ha declarado en un órgano sano, fuerte, no marcado genéticamente por la debilidad. Una gripe, por ejemplo, por intensa que sea y que afecte a los bronquios, no dejará ninguna huella en ese momento.

• Una excepción a ello la constituyen las operaciones quirúrgicas, incluso las dentales, las cuales dejan una huella que perdura toda la vida. Esta característica nos puede servir para evaluar la conveniencia o no de extirpar una parte de nuestro cuerpo, a la cual los análisis consideran dañada. Si los signos del iris nos indican de la posibilidad de recuperación o que no está gravemente dañada, nunca se debería realizar la extirpación. Ese es el caso de las amígdalas, los ovarios, el apéndice o las muelas.

DIFERENTES TIPOS DE IRIS

Iris de salud óptima:

Son de color azul o marrón claro, brillantes, sin la menor decoloración, mancha o relieve. La textura es homogénea, estable, sin signos que rompan su uniformidad y con radios perfectos.

Debería ser el iris de un recién nacido, pero ni siquiera se puede encontrar en ellos ya que la mayoría de los niños ya nacen con defectos congénitos. En la medida en que los padres han sido individuos sanos y fuertes, los niños nacerán con un iris más perfecto.

Iris de buena salud:

De color azul o marrón claro, aunque ya le falta la brillantez del anterior. La textura es buena y no se aprecian a simple vista manchas o decoloraciones, aunque sí se perciben con una lupa adecuada, especialmente algunas pequeñas rayas blancas.

Lo vemos en los recién nacidos de padres sanos y cuya madre ha tenido un embarazo y parto correcto, así como en los descendientes de naturistas, vegetarianos o personas que han realizado ejercicio físico y han vivido al aire libre. Un niño con esa genética, si sigue viviendo de un modo similar a sus padres, alcanzará una gran longevidad y padecerá muy pocas enfermedades.

Iris más habitual:

Corresponde al observado con mayor frecuencia en los habitantes de las ciudades, siendo de un color mezcla de azul y castaño, apreciándose señales en la zona nerviosa, plexo solar y sistema linfático.

No se trata de personas enfermas e incluso puede que gocen casi siempre de buena salud y sean fuertes, pero tendrán con frecuencia las enfermedades típicas de la civilización moderna, como artritis o infecciones, pero las resolverán con facilidad si recurren a métodos naturales y evitan los químicos.

Iris mediocre:

El color sigue siendo una mezcla de varios, predominando el castaño, y se aprecian con facilidad diversos anillos que delatan enfermedades crónicas y algunas degenerativas a tempranas edades.

Se aprecia en personas que llevan una vida "normal", que trabajan en ciudades y lugares polucionados, que comen carnes de mamíferos, beben alcohol con frecuencia y cogen lo que se consideran enfermedades normales, como la gripe, bronquitis, colesterol, hipertensión y gastritis. Su organismo acusa un exceso de impurezas sin eliminar y tanto su longevidad como su fortaleza nunca serán óptimas, salvo que pongan cuanto antes los remedios para cambiar de vida.

Iris de mal aspecto:

El color se encuentra muy mezclado por la cantidad de signos patológicos que se observan, no tiene brillo y la textura es deficiente, lo mismo que la distribución del tejido fibroso. Se aprecian a simple vista manchas, lagunas y sombras muy diversas, lo que indica un estado general muy deficiente.
Lo encontramos en personas enfermas, ancianas o sometidas a fuertes tratamientos con drogas o medicamentos y que apenas han salido de una enfermedad cuando ya han adquirido otra. Su resistencia orgánica está muy disminuida, lo mismo que su capacidad de regeneración.

Iris linfático:

Son de color azul grisáceo, con una corona nerviosa algo más clara. Los radios son visibles, serpenteantes y se percibe la presencia de hilos claros. Hay un predominio de la actividad del sistema linfático, lo que explica la predisposición a padecer enfermedades de garganta, nariz y oídos, o con menos frecuencia de vías urinarias y genitales. Toda esta patología se agrava por el hecho de beber leche y hacer poco ejercicio.

Iris neurógeno:

Las líneas radiales están pálidas y en ocasiones son blancas, llegando esta pérdida de coloración hasta la corona. La pupila puede estar bordeada de color rojo y hay un predominio de las alteraciones nerviosas. Es habitual que se den en enfermos con dolores de cabeza, hipocondríacos y espasmos digestivos y musculares. Se necesita un aporte extra de oxígeno y ejercicios de relajación.

Iris alérgico:

El sistema linfático queda bien definido, pero en lugar de ser en forma lineal es en copos, muy concentrados en la zona abdominal. Estos individuos presentan una gran predisposición a las enfermedades alérgicas, reumáticas y de piel, lo que indica una gran función del sistema linfático. El exceso de toxinas, de moco y de residuos se percibe de forma clara en el iris y el enfermo debería realizar alguna cura depurativa que le alivie su estado general.

Iris empobrecido:

No son fáciles de diagnosticar, ya que la abundancia de marcas puede dar lugar a confusiones. Lo importante es tratar de diferenciar las marcas reales de aquellas que forman parte de la anatomía del iris, lo que se percibe por la mayor pobreza de las reales. Se dan por igual en los iris de color azul que en lo marrones y si se presta atención a las lagunas veremos que algunas pierden su contorno. Son habituales en enfermos del sistema venoso, en presencia de laxitud ligamentosa, y en aquellos que padecen trastornos digestivos casi a diario.

Iris metabólico:

Todas las marcas que aparecen no están definidas, son confusas, y se encuentran formando nubes alrededor de la zona linfática e incluso invaden la correspondiente a la piel y llegan hasta la corona. El color es blanco, amarillo o anaranjado y es indicio de residuos y trastornos metabólicos o exceso de ácido úrico. Lo encontramos en personas que padecen artritis, cálculos renales y que comen exceso de carne, embutidos y sal, necesitando remedios que les ayuden a eliminarlos por orina.

Iris castaños:

Se dan en personas con predisposición a los problemas glandulares y enfermedades tumorales, derivando hacia un color aterciopelado en los casos en que existan deficiencias tiroideas por carencia de yodo. Estos enfermos también padecen habitualmente crisis epilépticas, acidez gástrica, carencia de calcio y distonías vegetativas que le causan espasmos gastrointestinales, estrés y deficiencia en el apetito sexual.

Iris oxidados:

Se parecen en su color al óxido de hierro que se forma en los metales y se observa coloración amarilla en la corona. Con frecuencia se encuentran alteraciones hepáticas, acidosis sanguínea, cansancio y astenia.

Iris graso:

Muy frecuente en aquellas personas que comen exceso de grasas animales y que tienen elevado el colesterol en sangre. Las alteraciones más frecuentes son la insuficiencia hepática, las alteraciones cardíacas, el exceso de sodio y los trastornos hormonales.

Iris alérgico:

Se perciben zonas muy grandes pigmentadas, lo cual indica un drenaje insuficiente, al mismo tiempo que vemos fibras muy brillantes. En los niños es señal de problemas alérgicos que desencadenan asma, bronquitis, conjuntivitis y jaquecas, o también amigdalitis, sinusitis, otitis y fiebres altas.

Iris del anciano:

Es bastante característico e incluso se puede detectar en personas que, aún jóvenes, ya manifiestan carencias y enfermedades degenerativas. La pupila se contrae con lentitud cuando empleamos la luz auxiliar y las señales del envejecimiento incluyen zonas blancas difuminadas en los bordes superiores, córnea transparente, anillos de colesterol y algunos vasos sanguíneos bien visibles que parten del lagrimal. La redondez del iris se pierde, las pigmentaciones están difusas, aunque son más abundantes, y se perciben pequeñas microhemorragias.

LA EXPLORACIÓN DEL IRIS

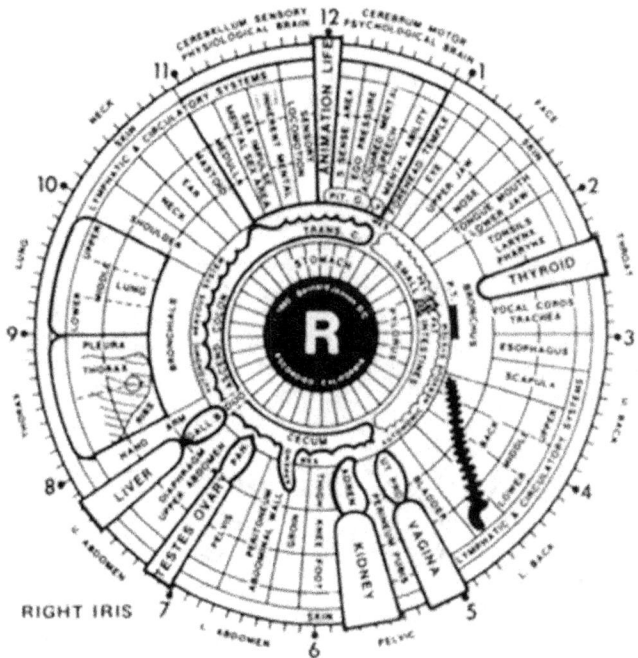

Aunque el paciente nos comunique antes del examen la enfermedad que padece y para la cual incluso está bajo tratamiento médico, se hace imprescindible recordar que en medicina natural hay que tratar el cuerpo en su conjunto, nunca una parte aislada, motivo por el cual es necesario explorar siempre los dos iris. Pero tampoco debe hacerse una exploración minuciosa de un ojo para pasar luego al otro, sino más bien hay que mirar continuamente uno y otro durante el examen, compaginando lo que vemos en uno con lo que quizás exista en el otro.

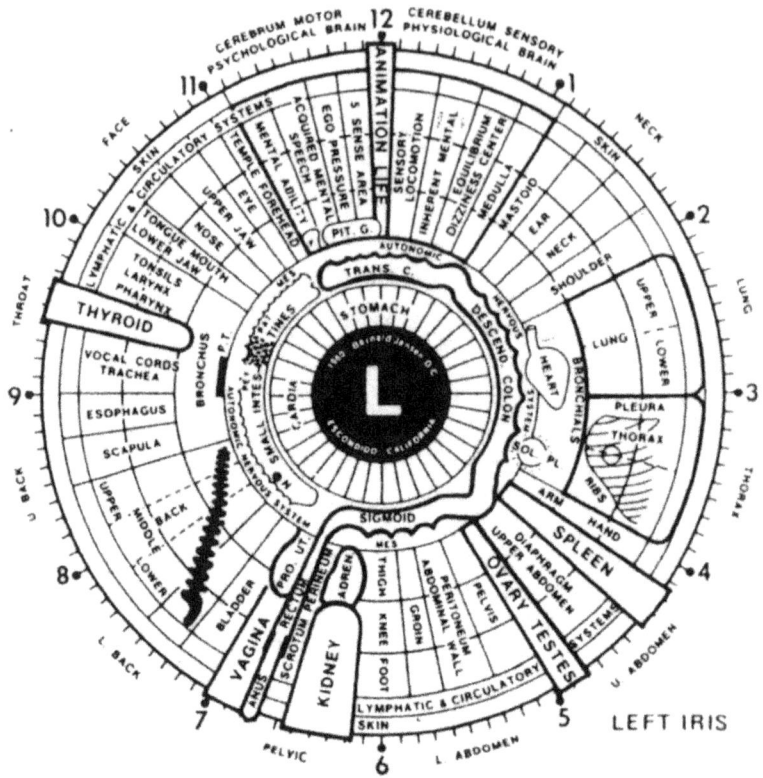

LEFT IRIS

La exploración deberá ser todo lo rápida posible, ya que tanto la luz que incide en la vista, como el hecho de tener los ojos con los párpados muy abiertos suele ser molesto para el paciente y es necesario abreviar. Una vez que hemos conseguido realizar un mapa topográfico del enfermo, es muy conveniente hacer una fotografía de cada ojo, la cual podremos examinar posteriormente con detenimiento. Obviamente para ello necesitaremos un equipo fotográfico adecuado consistente en una o dos lupas de aproximación, un trípode y un par de luces - frontal y lateral - de poca intensidad con el adecuado filtro azul que corrija la temperatura de color.

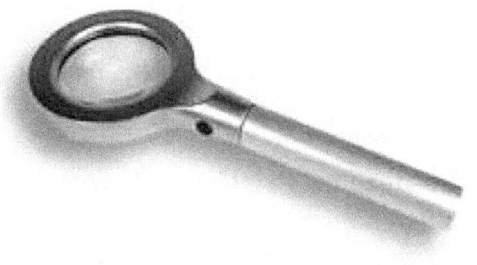

En el mercado existen diferentes tipos de lupa, de diferente graduación y tamaño, así como algunas con luz incorporada e incluso con un soporte para llevarlas en la cabeza. No hay ninguna más perfecta que otra y todo depende con cuál de ellas nos encontremos más cómodos. De todas formas, es posible que la más sencilla y barata sea incluso la que más nos convenga. Podemos empezar con dos aumentos, probar después con cuatro y guardar las de seis para observar algún signo determinado. No conviene emplear grandes aumentos por la gran deformación que produce, motivo por el cual no son aptos los instrumentos ópticos de los oftalmólogos.

Para la iluminación basta con una pequeña linterna, situada lateralmente, que consiga reproducir los relieves que existen en la mayoría de las señales. Una luz frontal, por tanto, aplasta las marcas y no permite apreciar hendiduras o cráteres. La primera vez que se analiza un iris con una luz lateral se descubre un mundo que permanecía oculto y que se asemeja a otras formas de la naturaleza, confirmando una vez más que el hombre es un microcosmos dentro de un macrocosmos. Las señales del iris se asemejan a ríos, lagunas, cráteres o nubes, con un parecido asombroso, mucho más cuando movemos la luz en todas las direcciones posibles, como hace el sol desde que sale hasta que se pone.

El primer problema que se encuentra una persona que trata de diagnosticar mediante el iris es que no existe una regla fija para nada y que cada enfermo manifiesta su problema de manera diferente y las marcas del iris, aún siendo similares, se deben valorar de manera distinta. Por ello, solamente la experiencia conduce al éxito, mucho más que los estudios memorísticos. La medicina natural se caracteriza, entre otras cosas, por su ausencia de dogmas o verdades inmutables, considerando que la labor de la memoria debe ir siempre por detrás del instinto.

Las primeras experiencias son desconcertantes ya que el iris marrón tiene unas marcas diferentes de los azules, los trastornos inflamatorios no se manifiestan en todas las personas por igual, ni un estado de salud aparentemente óptimo tiene que tener un iris saludable. Se podría afirmar que, aunque existen unas normas para valorar los signos iridianos, cada persona es un mundo y una experiencia diferente.

Otra cosa que también desconcertará son aquellos signos que no hay que tener en cuenta porque no responden a alteraciones orgánicas y que en muchas ocasiones se parecen demasiado a los signos patológicos. Difícil tarea la de la iridiología, técnica que no se puede aprender en un cursillo de fin de semana, sino a base de muchos años de observación.

Las clasificaciones más comunes

Por su color:

- Iris claros, verdes, azules o grises.
- Iris oscuros, marrones, castaños, negros.
- Iris mixtos.

Por su relieve:

- Inflamados, cráteres.
- Lagunas, cerradas o abiertas.
- Arcos planos.

Por su fortaleza:

- Muy pigmentados o poco.
- Radios rectos, separados o curvados.

Interpretación elemental

Signos con relieve:

- Indican inflamación o abundancia.
- Exceso, pletórico, demasiado abundante.
- Acumulación excesiva en una zona, incluso con desbordamiento.
- Desorden.
- Hinchazón o edema.

Se encuentran en poca cantidad bajo la forma de fibras blanqueadas, elevadas, quizás apretadas entre sí o soldadas.

Cuando son numerosas forman algo similar a una rueda con sus respectivos radios.

Se encuentran en procesos inflamatorios agudos y suelen acompañar a un estado neurótico, con rayos blancos que parten del collarín, y los localizamos con preferencia en las zonas vertebrales y la columna vertebral.

Signos con depresión:

- Indican menos, bajo o deprimido.
- Normalmente aparecen en forma de laguna o arco muy visibles.
- Nos indican algo incompleto, deficiente o insuficiente.
- Debilidad o agotamiento de una zona o sistema.
- Carencia o falta de algo vital.
- Pérdida, defecto o disminución.

Su semejanza con una laguna es notoria, no tiene relieve y más bien existe un hundimiento de la mancha.

En la medida en que la mancha de la laguna sea más profunda así será la gravedad de la enfermedad, siendo menos importante el tamaño de la mancha.

Suelen darse preferentemente en las afecciones crónicas.

Signos débiles:

- Algo que está en declive.
- Existen separaciones de fibras y fuertes despigmentaciones.
- Hablan de fragilidad, delicadeza extrema.
- Falta de tono, de energía.
- Insuficiencia o ralentizamiento.

Copos:

Se parecen extraordinariamente a un copo de nieve y pueden aparecer en solitario o en grupos, variando sensiblemente el tamaño de ellos.

- Nos indican enfermedades artríticas heredadas que se manifiestan solamente en los adultos.
- Son causan también de exceso de ácido úrico o de sodio, especialmente por un abuso de alimentos cárnicos.
- Nos alertan de posibilidad de cálculos en el riñón o incluso de gota.
- También aparecen cuando hay carencias nutritivas de vitamina C o ácido fólico.
- Se dan en personas que hacen trabajos físicos intensos, sea por profesión o por deporte. En estos casos hay que cuidar la nutrición.
- Se manifiestan en reacciones vacunales, especialmente cuando se han aplicado varias juntas.
- Pueden deberse a infecciones de repetición que están afectando al sistema defensivo o cuyas bacterias dejan abundancia de residuos que hay que eliminar.

Estados de salud

Normal:

- El color es uniforme.
- No hay alteraciones en la estructura.
- No se perciben alteraciones degenerativas ni inflamatorias.
- Todos los signos son de pequeña importancia.
- Los signos tienen el mismo color que el iris.

Leve:

- Aparecen signos de color claro pero brillantes, sobre un tejido ligeramente hinchado. El color puede oscilar entre el blanco y el amarillo, aunque en iris de fuerte color es posible que no se detecten.
- Existen signos de edemas o inflamaciones.
- Hay un exceso de función neurovegetativa.
- Es normal que aparezca una sintomatología catarral, con mucosidad.
- Pueden existir señales de infecciones intestinales o genitales.

Agudo:

- Se da cuando la enfermedad inicial persiste o empeora.
- Hay un aumento de la coloración de los signos, pero no está alterada su estructura.
- La enfermedad puede pasar a un estado crónico si no se facilita su eliminación.
- La decoloración presenta ya un aspecto más desgastado que en el estado anterior y carece de brillo.
- Aparecen las primeras marcas grises., siendo en los iris azules más destacados.
- Se aprecian las primeras señales de debilitamiento.

Crónico:

- Se llega a este estado después de no haber resuelto los anteriores.
- Los signos aparecen ya más oscuros y van unidos a otras señales coloreadas más pequeñas.
- Las lagunas presentan coloreadas sus bordes.
- Las manchas son claramente de color más oscuro que el iris.
- Se aprecian ya las partes orgánicas que están saturadas y con cierta toxemia.
- Pueden existir ya lesiones en los tejidos afectados.

- Si aparecen signos negruzcos es señal de lesión difícil de resolver. Estas zonas quizás no interesen tratar de curarlas de manera directa y debamos actuar de manera refleja o indirecta sobre ellas.

Degenerativo:

- Tiene que haber existido una enfermedad crónica durante muchos años.
- Va unido a un proceso crónico, agudizado en los últimos meses y con gran toxemia.
- Las lagunas y criptas acusan una gran destrucción con acumulación de toxinas.
- Puede haber fuertes señales vasculares.
- Existe una fuerte actividad neurovegetativa.

LOCALIZACIÓN DE LAS MARCAS

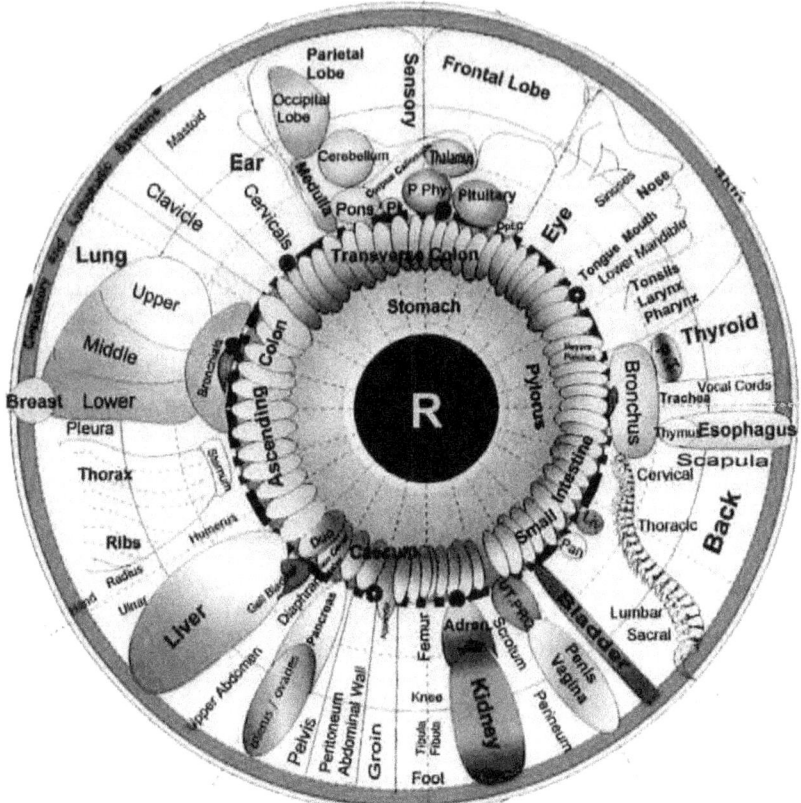

Iris derecho

Ya sabemos que en el iris se graban todas las condiciones físicas y hasta emocionales del individuo y que su extrema sensibilidad hace que estas marcas queden indelebles, modificándose al unísono con la enfermedad.

La labor de un iridiólogo es la de descubrir primeramente las señales mismas, diferenciándolas del resto de marcas y colores propios de cada ojo, para posteriormente concretar a qué zona corporal se corresponden. Esta acción refleja ya existe en otras zonas corporales, como el pie, la oreja o la mano, por lo que no nos debe extrañar que el ojo también las posea, aunque en este caso no podemos actuar sobre ellas para mejorar la enfermedad, sino solamente para diagnosticarla. También y a diferencia con otras zonas reflejas, el iris no solamente nos señala la zona afectada por la enfermedad, sino también la gravedad de la misma y su posible evolución.

Topografía del iris

La colocación en el iris de cada parte corporal no es nada casual ni mucho menos aleatorio, ya que guarda similitud con el orden en el cual cada órgano y sistema está situado en nuestro cuerpo. Por ejemplo, las marcas de los dientes están encima de la garganta y ésta encima de los bronquios, lo que deja bien claro que la iridiología es una ciencia precisa y racional, no un descubrimiento sin base alguna.

El área intestinal bordea la zona del estómago, mientras que éste se encuentra alrededor del sistema nervioso vegetativo, motor del aparato digestivo. Por supuesto, la zona correspondiente a la piel bordea todas las demás y la encontramos en la circunferencia externa del iris, del mismo modo que nuestra piel es la parte más externa.

También son diferentes el iris izquierdo del derecho, como lo son la parte derecha e izquierda nuestras, cada una con sus órganos correspondientes, mientras que existen otras zonas que son centrales y se encuentran en ambos iris, como son el cerebro, el cuello, la columna vertebral o la cadera. Además, nuestras zonas pares, como los oídos, brazos o piernas, debemos buscarlas en el iris correspondiente.

El estómago también se encuentra situado del mismo modo que en el cuerpo, en el centro, mientras que el sistema neuroglandular ocupa un lugar de preferencia en el iris, lo mismo que el nervioso, situándose en una zona central con la cual se comunica con todo el cuerpo, señal de la tremenda importancia que tiene en nuestra vida. Es como si al ser tan decisivo para la vida tuviera que estar situado en una zona central donde poder dirigir todo el conjunto.

A poco que meditemos la situación en el iris del sistema nervioso nos daremos cuenta de que la similitud con su situación en el cuerpo es total, ya que se trata de un sistema que está en todo nuestro cuerpo, sin excepción, del mismo modo que lo está el sistema circulatorio y linfático. Por eso en el iris encontramos estos sistemas en forma circular y no concentrados en un solo lugar.

Hay quien asegura que la correspondencia entre el cuerpo y el iris se realiza a través del sistema nervioso, pero también hay quienes afirman que en realidad se realiza mediante la sangre y la linfa o los que insisten en que el secreto está en cada órgano y sistema, los cuales disponen de una energía específica que es la que en realidad transmite su propia información. Por eso las alteraciones de los líquidos es diferente a la de los órganos y estas difieren de los huesos.

El conjunto de todas las energías formaría así una nueva, la orgánica, cuya capacidad se puede ver alterada si alguna de sus partes claudica y enferma. En el fondo de todo ello están las células, verdaderos ladrillos de todo ser vivo y en cuya esencia está la vida y la salud. Las funciones de las células son el resultado de nuestra capacidad eléctrica, así como de las distintas reacciones químicas.

Los nervios son los encargados de transmitir las sensaciones eléctricas mediante la excitación, la irritabilidad o el descanso. Cada impulso nervioso produce una reacción especial y específica, ya sea por contracción, secreción o inhibición.

Llegado a este punto podemos considerar que las señales que vemos en el iris deben ser la suma de todas las modificaciones y funciones que se realizan en nuestro interior y que de alguna manera las enfermedades modifican esas señales y al ser transmitidas al iris alteran su composición y color. Lo que hasta ahora no sabemos es si podríamos influir en las alteraciones corporales diagnosticadas mediante la manipulación del iris, de la misma manera que podemos hacerlo manipulando las señales reflejas de los pies. No obstante, quizás en un futuro encontremos la posibilidad de ello.

Cuando nuestro estado de salud es correcto es lógico que las señales enviadas sean también correctas, pero cuando una parte corporal empieza a segregar más o menos fluidos o está saturada de toxinas, parece lógico admitir que también se dispersen por el organismo y puedan llegar al ojo, una zona que por sus características semitransparentes permite ver lo que ocurre en nuestro interior.

Para que se produzca una marca el mal debe estar actuando ya bastante tiempo y que ello produzca una excitación nerviosa o humoral también anormal y de cierta intensidad. Del mismo modo y por la misma causa, las alteraciones del sistema nervioso o más concretamente del carácter, también se reflejan con facilidad en el iris ya que tienen que influir en nuestro estado de salud.

La mayoría de las alteraciones de salud, especialmente las hereditarias y las inflamatorias, así como los traumatismos, alteran las características del iris, sin que sepamos todavía el porqué algunas personas con enfermedades graves no manifiestan ninguna señal que lo detecte o al menos que sepamos interpretar. Quizás cuando la iridiología sea una ciencia universal y practicada por todos los médicos (algo que nos gustaría, pero que ponemos en duda), sepamos interpretar con muchísima más precisión las marcas.

No nos debe extrañar que el iris sea capaz de almacenar tanta información a pesar de su minúsculo tamaño, ya que la pupila es también otra parte maravillosa que cumple funciones enormes a pesar de su pequeño tamaño. A través de ella pasa toda la información del exterior, la grande y la pequeña, y es condensada en un espacio interior minúsculo y de ahí procesada al cerebro sin posibilidad de error. Por ello es lógico considerar al iris el receptor de toda la información que ocurre en nuestro interior, del mismo modo que la pupila lo hace con el exterior.

Cómo se produce el cambio de color

Las alteraciones del color original son producidas por el pigmento del epitelio posterior retiniano y las células cromatóforas del estroma. El pigmento se traslada por el sistema capilar y se deposita en la capa superficial del iris, mezclándose entonces con las células cromatóforas del estroma que suelen ser más claras.

La llega de este pigmento al iris tiene lugar alrededor de los vasos y las trabéculas, extendiéndose luego por el iris en formas y tonalidades diferentes. Por eso es frecuente observar residuos de pigmentos cerca de la pupila, especialmente por su borde. No obstante, este pigmento puede desaparecer y fijarse en la cara posterior de la córnea, en forma de manchas redondeadas que se pueden ver de diferente tamaño y color, así como agrupadas.

La melanina, que en otras zonas cutáneas es una función normal de la piel, en el iris se considera como una actividad anormal que da lugar a manchas oscuras, especialmente en los enfermos crónicos diseminándose por todo el estroma y la superficie del iris, en forma de una masa difuminada y compacta. Es muy normal verla en enfermos que padecen artrosis, diabéticos, albuminuria, sífilis, Sida y estados terminales de cáncer. También influye mucho en la producción de melanina los tóxicos, los medicamentos y la alimentación errónea.

Podemos considerar que en estas personas el iris está sometido igualmente a un proceso degenerativo, del cual vemos solamente la parte externa del iris, aunque en su interior el problema es quizás más intenso.

Por ello podemos estar seguros que las alteraciones del iris corresponden exactamente al estado general de nuestro organismo, incluso en los pequeños vasos sanguíneos que existen en el ojo, reflejo inequívoco de nuestro estado arterial y venoso. En la medida en que el estado de salud sea más grave así será la diseminación de las células de melanina.

Cuando las zonas hiperpigmentadas están muy localizadas, debemos pensar que solamente estará afectada esa zona corporal correspondiente. La pregunta es si podemos actuar de una manera tan selectiva en la eliminación de estas toxinas y la experiencia demuestra que simplemente tratando de llevar desde entonces una alimentación y vida saludable, la salud mejorará y por tanto esas manchas de melanina desaparecerán poco a poco, bien sea disolviéndose o transformándose. No basta por tanto con un tratamiento homeopático ni a base de hierbas, ya que se hace necesario una alimentación correcta y quizás el auxilio de la hidroterapia, como la sauna.

Las hiperpigmentaciones pueden generarse igualmente por la presencia en el exterior de factores tóxicos, como los vapores, gas, radiaciones nocivas y polución, del mismo modo que por tomar alcohol, tabaco, drogas e incluso por lo pigmentos de algunas hierbas en sí mismas inocuas. Lo normal es que el color que se observa sea idéntico al del producto que estamos ingiriendo y que no puede ser eliminado por los canales adecuados.

Las pigmentaciones anómalas pueden evolucionar con el tiempo sino eliminamos el tóxico y así las de color blanco pueden pasar a un amarillo sucio, especialmente cuando se dan en la zona del sistema nervioso, ya que existe una gran afinidad de las sustancias químicas por esa zona.

El resultado de ello es que el sistema nervioso es el más afectado por las intoxicaciones, así como el sistema linfático. En cuanto a los medicamentos los más peligrosos son los que se administran a fuertes dosis durante un corto período (hay una saturación imposible de eliminar), o aquellos que se emplean a dosis bajas, pero durante mucho tiempo en pacientes que no poseen los canales de drenaje en buen estado. Los enfermos de riñón o hígado son los más afectados. El sistema glandular, en concreto, no posee eficaces mecanismos de drenaje, por lo que puede verse intoxicado con muy pocas dosis. En el supuesto que el tóxico sea introducido mediante inyección la saturación es mucho mayor y desborda al iris, pudiéndose notar una línea perfectamente definida en la zona externa. Los antibióticos son uno de los mayores responsables de estas pigmentaciones anómalas ya que producen deshechos en la bilis, sangre y linfa, lo que puede degenerar en un reumatismo infeccioso en la cadera o la rodilla, en cual tendría su origen en el antibiótico en sí, más que en las toxinas generadas por las bacterias.

Lo que debe quedar claro es que los pigmentos que encontremos en el iris no deben ser interpretados como síntoma de lesión orgánica, ya que del mismo modo que no afectan al iris - solamente lo colorean - tampoco afectan seriamente a la zona orgánica que reflejan.

Manchas en los casos de intoxicación:

Pueden ser muy oscuras, en ocasiones negras, marrones o rojas. Lógicamente, son muy fáciles de reconocer ya que además del color suelen ser gruesas hasta el punto que pueden verse sin necesidad de lentes desde casi medio metro. Las podemos encontrar aisladas, lo que indicaría una zona concreta enferma, o muy numerosas, dando la impresión en ocasiones que son la consecuencia de un estallido.

Su forma no es redondeada, apreciándose ángulos y bordes concretos y afilados, con un color que no tiene nada que ver con el del iris del sujeto. Además, tienen el aspecto de una mancha que no forma parte del iris, casi como si hubiera caído por error allí, hasta el punto en que si se miran con detenimiento podemos ver el color original del iris debajo de la mancha.

Su localización no tiene que estar situada en el círculo del iris, ya que en ocasiones incluso le rebasa y su borde es tan definido que puede confundirse con una laguna. Si lo miramos con detenimiento veremos que la mancha es muy superficial, no forma parte del tejido del iris, siendo la causa de estar muy localizadas y con una pigmentación que no se extiende a las zonas cercanas. Es por eso que no podemos dar importancia a la zona en la cual se generan, ya que normalmente no tienen relación con el órgano en la cual parecen asentadas. Lo importante es saber que existen y tratar de averiguar posteriormente cuál es la zona que en verdad está afectada por la enfermedad, en muchas ocasiones graves.

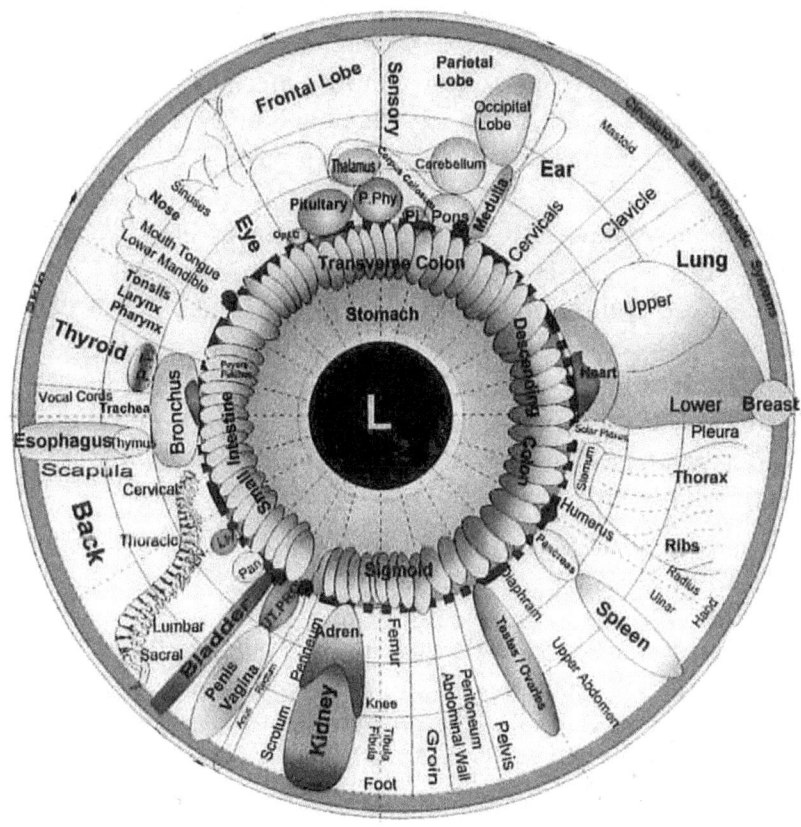

Iris izquierdo

La conclusión que podemos sacar de estas características tan peculiares es que no revelan una lesión y ni siquiera un trastorno funcional, siendo las causas más comunes las siguientes:

1. Manchas negras:

Suelen ser habituales en los trastornos emocionales intensos, incluso en las alteraciones psicológicas delirantes o paranoides. Sabemos que las situaciones de estrés bruscas e intensas (muerte de un familiar, divorcio o desempleo), alteran seriamente la salud general de quien lo padece, siendo muy perjudicados el hígado, la vesícula biliar y el aparato digestivo. Los casos más prolongados, en los cuales la capacidad defensiva del organismo está seriamente mermada, hay también afectación intensa del sistema nervioso, así como el glandular, el cual aumenta la secreción de ciertas hormonas y disminuye otras. Las más afectadas son las hormonas sexuales y las adrenales. Es importante averiguar si existen manchas negras en la zona del bazo, señal de que la situación estresante afecta incluso a la destrucción y eliminación de los glóbulos rojos.

Las manchas negras siempre indican problemas graves, aunque ello no quiere decir que la vida del enfermo esté comprometida, puesto que depende del lugar dónde se localicen. Lo importante es diferenciarlas de un problema cancerígeno o una situación psíquica grave.

2. Manchas marrones:

Salen como consecuencia de una "psora", esto es, la anulación de un proceso depurativo por medios químicos, como por ejemplo el uso de antihistamínicos o pomadas. Cuando el organismo realiza una labor de eliminación a través de la piel de aquello que le molesta debemos facilitar siempre este mecanismo y nunca reprimirlo. Por ello la mayoría de las enfermedades de la piel deben ser tratadas desde dentro y casi nunca por fuera, especialmente las de la infancia. Estas manchas "psóricas" son por tanto consecuencia de una intoxicación que proviene de nuestro interior y que en ocasiones son fabricadas por nuestras propias defensas. Las consecuencias de reprimir estas manifestaciones depurativas serían el asma, los eczemas, las diarreas, los dolores de cabeza y las afecciones reumáticas.

El color marrón puede ir desde el intenso y oscuro al claro, aunque en ocasiones es difícil diferenciarlo del negro. En la medida en que suba la intensidad así nos indicará la gravedad de la enfermedad y las posibilidades de curación. Estas manchas son ricas en hemoglobina y nos pueden indicar alteraciones hepáticas de cierta intensidad.

Se pueden confundir con manchas ricas en melanina.

3. Manchas rojas:

4. Son la consecuencia de haber ingerido medicamentos que no han podido ser eliminados con rapidez y que han alcanzado grandes concentraciones en los ganglios linfáticos. Indican un estado de debilidad del individuo y que le impiden lograr una curación completa. La consecuencia de ello es la gran sensibilidad para las infecciones y una menor actividad del sistema defensivo que impide que muchos medicamentos no puedan ejercer su acción curativa. Son un tipo de mancha muy habitual en la población, machacada por la polución, los medicamentos y la vida sedentaria, así como por una alimentación insana y refinada.

5. Manchas de sangre:

Suelen ser de pequeño tamaño y suelen estar localizadas justo en aquellos órganos que han padecido hemorragias, como los genitales femeninos, vías urinarias y aparato digestivo.

5. Manchas amarillas:

Su color las hace confundibles con las manchas de toxemias, aunque en este caso su borde es menos definido y tienen cierta transparencia que permite ver lo que hay debajo de ellas. Los casos benignos pueden deberse a la presencia de carotenos tomados en grandes cantidades, algo habitual los meses de verano para mejorar el bronceado. También son normales en las personas que siguen una dieta vegetariana rica en alimentos crudos, en especial tomates, zanahorias y remolacha, los cuales poseen pigmentos muy intensos que se perciben en el iris. No se trata como se piensa de un defecto en la asimilación de los carotenos, sino más bien de una saturación en corto espacio de tiempo, llegando la pigmentación a extenderse a la piel de las manos y la cara. La mala función hepática a veces agudiza este defecto.

Una vez que descartamos la presencia masiva de carotenos podemos pensar en un problema renal, quizás una insuficiencia, así como en infecciones de larga duración que afecten al hígado.

6. Manchas naranjas:

Con un color a caballo entre el amarillo y el rojo, su presencia se puede deber a un problema crónico en el metabolismo de las grasas, especialmente cuando se ingieren grandes cantidades de grasas saturadas o aceite de hígado de bacalao. Nos pueden indicar afecciones relacionadas con este metabolismo, como pueden ser las hepáticas, pancreáticas y biliares.

7. Otras manchas:

No tienen una gran definición ni en el color ni en sus bordes, localizándose de forma aislada. Normalmente indican alguna enfermedad que ya está resuelta pero que en su evolución ha causado daño al organismo. Normalmente son de color rojo o marrón oscuro y es casi imposible definir la enfermedad causante, por lo que no es fácil establecer el tratamiento.

Un detalle que las diferencia es que se mueven conjuntamente con la dilatación pupilar.

ANÁLISIS DEL ENFERMO

Independientemente de la enfermedad concreta que el enfermo nos relate o de los métodos analíticos que poseamos, es más importante realizar una evaluación del estado general de la persona, mucho más importante que el de una zona u órgano concreto. Mientras el organismo en su conjunto esté en buenas condiciones, no existe peligro para el enfermo, ni siquiera en el supuesto de que tenga una enfermedad localizada muy seria. El cuerpo humano dispone de numerosos recursos, no solamente para curar sus propias enfermedades, sino para suplir la función de un órgano mediante el trabajo extra de otro.

El concepto de medicina general, sin especialistas, que domina toda la medicina natural, se hace extensivo al diagnóstico por el iris, en el cual debemos realizar siempre un chequeo general a todo el ojo para poner el tratamiento en función de todo el conjunto, evitando el tratar exclusivamente a la zona afectada.

Una persona puede estar enferma por algunos de los motivos siguientes:

1. A causa de una enfermedad o alteración heredada.
2. Por un proceso agudo, espontáneo.
3. Por una causa crónica, no curada, que le acompaña durante varios años.
4. A causa de un proceso destructivo o degenerativo.
5. Por deficiencias o excesos, alimentarios, físicos o químicos.

Causas heredadas:

Normalmente se percibe como una lesión, con un color que nos indica que la sangre o cualquier otro fluido no están puros. Suele haber pérdida de la textura y se percibe cierta pérdida de la vitalidad. Suelen estar más afectadas las zonas gastrointestinales y se manifiestan en forma de sombras de color gris, percibiéndose por igual en los hijos que en los padres, aunque la calidad de las marcas difiere entre los hermanos.

Con unos padres sanos y de vida saludable es muy probable que se engendren hijos que al nacer tengan las mismas características de salud, pero si con el paso de los años el niño se sale de esa norma de conducta cuando lleguen a ser padres tendrán hijos con la genética ya perturbada. Por eso es muy importante, cuando hemos decidido tener hijos, realizar un par de años antes de engendrarlos una vida muy saludable. Un niño que al nacer demuestre signos anómalos en el iris será casi siempre indicio de que sus padres padecen el mismo tipo de mal, por lo que sería lógico examinar a toda la familia.

Con un diagnóstico precoz de los hijos conseguiríamos desviar hacia la salud los estados patológicos que se estén creando, logrando enderezar una debilidad o anomalía orgánica en los primeros años de su vida, cuando todavía el proceso regenerativo y depurativo está en plenitud. No obstante, las anomalías heredadas pueden ser difíciles de corregir si están localizadas en el corazón, pulmones o hígado.

Pero no debemos creer que todo cuanto de anormal o deficiente nos encontremos en un niño lo tengamos que solucionar mediante la ayuda médica, ni mucho menos con medicamentos, ya que no hay que olvidar que la mejor medicina es la propia naturaleza, nuestro cuerpo, y que gracias a ella se suelen resolver de la manera más barata y eficaz, la mayoría de las enfermedades. Los medicamentos, es bien sabido, pueden resolver algunas enfermedades graves, pero también generan efectos secundarios y en ocasiones son la causa de otras nuevas enfermedades, y eso siempre y cuando el médico haya acertado en el diagnóstico y el tratamiento.

Lo que se debería hacer en un niño pequeño en el cual se han descubierto anomalías congénitas es favorecer los mecanismos de depuración y eliminación que su organismo posee, no reprimiendo nunca las erupciones en la piel, los catarros, la mucosidad o las diarreas leves y ni siquiera la fiebre ligera, ya que mediante estos mecanismos el organismo logra librarse de aquello que le perjudica. En este sentido la medicina natural tiene un arsenal de plantas medicinales que nos ayudarán a resolver la mayoría de estas enfermedades, favoreciendo su eliminación y no actuando nunca sobre el síntoma. Con el paso de los meses, el organismo enfermo se habrá curado y ese estado de salud perdurará muchos años.

Estados febriles:

Ya hemos dicho que el iris no cambia inmediatamente que se declara una enfermedad, al menos en cuanto a la creación de señales o marcas, pero lo que sí es cierto que la mayoría de las enfermedades se reflejan en la vista, en los ojos, pudiéndose afirmar que simplemente observando los ojos de una persona podremos saber si su enfermedad es grave o no lo es.

Una persona con fiebre tiene un brillo característico en los ojos, diferente por ejemplo al que se tiene cuando estamos acatarrados. En este caso el ojo está inundado de lágrima, lo que le intensifica el brillo, pero su mirada está triste y débil. Durante los procesos febriles la mirada suele ser más penetrante y vivaz, indicio de un metabolismo que trabaja al máximo para bajar la fiebre y un sistema defensivo que trata de restaurar el equilibrio orgánico perdido. Toda esta lucha intensa que ocurre en nuestro interior cuando tenemos fiebre se transmite a los ojos.

En los pacientes que tienen fiebre prolongada o de repetición, además de estar características se pueden encontrar líneas blancas localizadas en el órgano más afectado, mientras que en los iris castaños las líneas serán algo amarillentas. Es importante señalar que estas marcas nos dirán con seguridad la parte más afectada por la enfermedad y que en muchas ocasiones no es la causante. Es como si viéramos una zona venosa muy sobrecargada y nos concentráramos en mejorar este sistema circulatorio, cuando en realidad el responsable de esta sobrecarga es el hígado que no funciona adecuadamente. Un análisis del iris nos indicará tanto la zona afectada como la causante, dejando muy poco margen para el error.

La presencia en las enfermedades febriles o inflamatorias de estas líneas blancas nos indican que los sistemas defensivos están funcionando y que lo único que tenemos que hacer en favorecer los procesos de drenaje.

Inflamaciones:

Cuando una enfermedad febril no se soluciona o se reprimen los mecanismos defensivos y depurativos, se declara la siguiente fase o consecuencia de la enfermedad, la inflamación. Aunque la fiebre llegue a desaparecer y la enfermedad que la acompañaba también, en pocas semanas se declara un proceso inflamatorio que casi nadie relacionará con la enfermedad anterior. El empleo de medicamentos antirreumáticos y antiinflamatorios no solamente no solucionará el problema, sino que más bien lo hará entrar en una fase crónica.

En ese momento es posible que se produzcan ya las primeras alteraciones o deterioros de los tejidos y de no favorecer los mecanismos de drenaje se producirán atrofias de tejidos y destrucción celular, con lo cual la enfermedad entrará posiblemente en una fase crónica. En el iris estas patologías se perciben con claridad en forma de sombras ocres o amarillentas.

Con el paso de los años, si la persona no pone los remedios apropiados o ingiere medicamentos sintomáticos para aliviar sus dolores o bajar la inflamación, la naturaleza se ve imposibilitada para efectuar su propio mecanismo curativo y la enfermedad avanzará más y más. Las coloraciones del iris cambian, se vuelven rojizas, llenas de melanina, señal de que los daños orgánicos están muy consolidados.

Estados degenerativos:

Se perciben atrofias y tejidos muertos, así como cambios importantes en los órganos vitales, señal de que las posibilidades de curación son mínimas. Es como si la naturaleza hubiera claudicado y nada pudiéramos hacer por ayudarla. En este estado de la salud los medicamentos pueden ser mucho más perjudiciales que nunca, ya que los efectos secundarios pueden ser los causantes de la muerte del enfermo y no la enfermedad misma.

Llegado a este estado existe una gran acumulación de productos tóxicos y materias muertas que impiden que se puedan realizar las funciones vitales, entrando en una frase depresiva, de abandono, que normalmente conduce a un final fatal. No obstante, todos estos enfermos suelen tener una última oportunidad, no de curarse, sino de ver aumentada su vitalidad por tiempo muy corto que deberían aprovechar para poner en orden toda su vida y aprovechar el tiempo que les quede. Lo mejor que se puede hacer es no forzar al organismo con medicamentos, llevar una vida saludable y buscar aquellos placeres emocionales que le hagan feliz.

Signos degenerativos en el iris:

Lo que más se percibe es la destrucción pulmonar que se manifiesta en forma de pérdida del brillo y la textura, manchas blancas, tejidos inflamados que se mezclan con rayas negras y sombras. Las zonas de depresión son más intensas, lo mismo que las manchas pigmentadas, llegado a formarse manchas totalmente negras.

También se perciben en otras zonas signos no tan evidentes de destrucción que pueden dar lugar a confusión, como son ciertas manchas azuladas, agrupadas, en unión de líneas blancas y puntos rojos.

MODIFICACIONES EN LOS SIGNOS

Si bien no hay que pretender encontrar modificaciones en los signos del iris durante un corto período, por ejemplo, semanas, es obvio que en la medida en que las enfermedades evolucionan las manchas deben sufrir alguna transformación.

En este sentido vemos que las lagunas tienden a cerrase o abrirse, las pigmentaciones ya sabemos que cambian de intensidad y hasta de color, mientras que las rayas pueden curvarse o juntarse entre sí. Esto no quiere decir sin embargo que las señales del iris puedan llegar a desaparecer, sino solamente que lógicamente se transformarán. También hay otros investigadores que afirman rotundamente que los signos del iris nunca desaparecen y que ni siquiera se transforman. Por tanto y dado que existen varias escuelas diferenciadas en el estudio del iris, dejamos que el lector saque sus propias conclusiones en función de su propia experiencia.

Ya hemos dicho que no podemos esperar un cambio en las marcas del iris en unas pocas semanas, al menos de la misma manera que un médico realiza un nuevo análisis para observar la evolución de la enfermedad, siendo esta la parte negativa de la iridiología ya que no nos permite ver la evolución del mal como ocurre con otros métodos de diagnóstico. Para saber el éxito o el fracaso del tratamiento deberemos recurrir a los métodos tradicionales de síntomas relatados por el enfermo o nuestra propia observación. El iris nos habrá servido por tanto para la fase inicial, para saber cuál es el estado de salud del nuevo enfermo, pero quizás no nos sirva para medir su curación. Y digo "quizás" porque un buen observador posiblemente encuentre cada día en el iris ciertas señales que le indiquen el curso de la enfermedad.

Ciertamente no podremos encontrar cambios importantes, pero con seguridad algo se modifica en el iris día a día, al menos si tenemos en cuenta que nada es inmutable en la naturaleza. Si ni siquiera una roca permanece igual con el paso de los días, es lógico admitir que algún tipo de cambio se tiene que dar en el iris de un enfermo sometido a tratamiento.

Signos que cambian con demasiada lentitud:

Son aquellos que el ser humano nunca podrá percibir a simple vista, aunque quizás si lo pueda lograr mediante técnicas fotográficas muy concretas. Una fotografía realizada cada día nos podría indicar con el paso de los tiempos alguna evolución, pero lo que no sabemos es si compensa tanto trabajo ya que existen otros medios de medir los cambios mucho más fáciles y fiables.

Estos son los signos que no cambian:

- Lagunas.
- Criptas.
- Anillos nerviosos.
- Rayos radiales, solares
- En resumen, aquellos signos que los tenemos desde el nacimiento.

Signos que cambian rápidamente con el tiempo:

- Las pigmentaciones.
- Las coloraciones, especialmente en ancianos.
- El color del iris a partir de los cuatro años de edad.
- Las coloraciones que se localizan en la zona central.
- Cualquier signo relativo a un proceso irritativo.
- Cualquier signo relativo a un proceso neurovegetativo.
- Todos los que resultan afectados por una dieta de ayuno severa.
- Todos los que resultan alterados por una crisis febril.
- Cuando existe una toxemia localizada en los bordes del iris o la córnea.

CARACTERÍSTICAS ESPECIALES DE LOS IRIS OSCUROS

Cualquier observador, por novato que sea, se dará cuenta de la gran diferencia que existe entre el iris muy oscuro y los claros, hasta el punto de que si no existe una gran experiencia en el trabajo pueden darse numerosos errores en el diagnóstico. De hecho, hasta las marcas más habituales, como lagunas, copos o criptas, son sensiblemente diferentes entre sí.

Los iris de naturaleza oscura pueden ser de un marrón intenso, casi negro, con matiz aterciopelado y pigmentación espesa, lo cual dificulta mucho la observación de la textura.

También existen otros algo menos oscuros, los cuales son más fáciles de interpretar, incluso por los novatos.

Iris muy oscuros:

Encontramos con facilidad signos inflamatorios, de fuerte relieve si los observamos con una luz lateral, y cuyas marcas son de un color más intenso que el conjunto del iris, aunque no es posible apreciar con una lupa normal las fibras supuestamente hinchadas.

Estos signos de inflamación nos indican principalmente la irritación de un órgano, un exceso de sangre en algún órgano o sistema, una alteración de las funciones hepático-biliares, trastornos circulatorios que llegan a impedir el normal flujo de la sangre, ya sea por exceso, espesamiento o ralentizamiento.

Cuando los signos que vemos tienen una disposición radial a partir del collarín o de la pupila, con una longitud diferente para cada radio, no quiere decir que correspondan a un órgano concreto afectado, sino más bien a una alteración del sistema nervioso. Los observamos con frecuencia en personas muy nerviosas, irritables o inestables, frecuentemente con ataques de ira o histeria y tienen una terminación en punta muy afilada.

También son frecuentes observarlos, aunque con las puntas menos afiladas y los radios algo más cortos, en enfermos afectados de artrosis cervical o con pinzamientos vertebrales especialmente dolorosos. Son también muy normales verlos en la zona correspondiente a la columna vertebral, lo cual quiere decir que existen desviaciones en forma de cifosis o escoliosis, alteraciones que suelen remontarse a años muy atrás.

Otro tipo de signos en forma de radio de rueda, pero ahora ya con un relieve muy definido, nos indicarían desviaciones de la zona baja de la espalda, llegando a la cadera, o espondilitis causados por alguna enfermedad infecciosa antigua. Cualquier deformación de tipo reumático crónica también nos proporcionará unas marcas similares.

Las marcas radiales con relieve pueden ser muy numerosas y partir del collarín, siendo su longitud muy variable, así como su origen.

Las podemos ver entonces cortas, comenzando en la pupila, tocando casi el borde externo del collarín y en ocasiones incluso cortándolo, o ser muy poco numerosas y considerarse que son signos depresivos, lunares.

Estos signos depresivos son de naturaleza hundida y se encuentran también en las lagunas de los iris más claros. La pigmentación también está hacia dentro del radio, tienen un tono muy oscuro y su longitud es muy diversa, pudiéndose localizar en la zona del sistema nervioso.

Nos indican frecuentemente que la enfermedad continúa su curso o si el radio está cortado puede indicar que ha entrado en un proceso de cicatrización y que al menos se ha estabilizado. En este caso no quiere decir que la enfermedad está resuelta, ya que es posible que acuse una hipofunción o una menor eficacia, quizás por una carencia de elementos sanguíneos esenciales.

En este tipo de iris tan oscuros no es frecuente observar copos blancos, siendo normal ver manchas de toxemias y poco frecuente las que nos indiquen pérdidas sanguíneas.

Cuando nos encontremos también con aros circulares indicarán también una zona deprimida y los veremos fuertemente incrustados.

En cuanto a la posibilidad de encontrar pigmentaciones intensas en iris muy oscuros es bastante difícil, no porque no existan si no porque son muy difíciles de diferenciar del color básico. No obstante, y si observamos la coloración con detenimiento, quizás encontremos un matiz aterciopelado que nos indique que ahí existe una pigmentación diferente, aunque no la podamos diferenciar.

Cuando las localicemos en mitad de un sector o incluso abarcando a varios, nos indicarán estados más o menos graves de toxemias, ya sean producidas por acciones externas o a causa de enfermedades internas. También aparecen como consecuencia de haber tomado largo tiempo medicamentos, drogas e incluso plantas medicinales. Las podemos localizar frecuentemente en la zona de la cabeza y en la mayoría de los fluidos sanguíneos y linfáticos. Hay ciertos enfermos mentales que pueden tener este tipo de pigmentaciones intensas, del mismo modo que las personas que suelen padecer jaquecas crónicas. En todos estos casos existe, además de la enfermedad, un espesamiento de los fluidos corporales y por ello una circulación muy lenta.

También nos podremos encontrar con algunas zonas ligeramente despigmentadas, incluso que rompan la corona exterior, especialmente en personas mayores, ancianos o que tengan problemas de circulación cerebral. Ello indicaría un estado de debilidad, de fragilidad y depresivo, en resumen, una falta de tono vital que puede ser grave en función de lo ancho de la franja despigmentada.

Iris poco oscuros:

Son más fáciles de analizar que los anteriores, especialmente porque los signos se diferencian más claramente del color del iris. Por tanto, podemos encontrar los signos inflamatorios, los de debilitamiento y los depresivos.

Para la comprensión de los signos inflamados o circulares nos podemos remitir al mismo razonamiento del iris oscuro, ya que son prácticamente iguales, mientras que los signos depresivos no son en forma de hendidura sino longitudinales, como una bala. También son similares las marcas de debilidad o despigmentadas, así como las separaciones de fibras.

SIGNOS MÁS IMPORTANTES

En la corona:

Se denomina así a la zona prominente que en forma de anillo rodea la pupila, en la cual se reflejan el sistema nervioso y glandular. Su formación se debe al antagonismo que debe existir entre los sistemas nerviosos simpático y vago (parasimpático) y a ella confluyen también los vasos sanguíneos procedentes del círculo mayor, denominado círculo arterial menor.

La corona simpática la podemos localizar en la periferia de la zona gástrica e intestinal y cuando la observamos dilatada será señal de abultamiento o hinchazón de esa zona gástrica, mientras que si la vemos estrechada será indicio de espasmos o irritaciones. Unos surcos irregulares o cortados nos indicarán una patología más compleja o una mezcla de varios males.

Radios:

Como su nombre indica, los radios que aparecen en el iris suelen verse como líneas, más o menos rectas, que, partiendo de la pupila o la corona simpática, llegan hasta la periferia del iris. Pueden darse casi por igual en ambos iris y centrarse solamente en uno de ellos, indicando en este segundo caso que la afección del sistema nervioso afecta más a una parte concreta del cuerpo.

Cuando son de color oscuros nos indicarán mala calidad de la sangre o de la linfa, lo que originará con seguridad una mala nutrición de las partes afectadas, siendo muy frecuente que sea el tejido nervioso uno de los más afectados.

Cuando los radios aparecen en ambos iris, normalmente se deben a un sistema nervioso alterado genéticamente, pudiéndo esta alteración ser de tipo emocional (histerismo, agresividad), o un defecto en la conducción nerviosa, como ocurre en la esclerosis múltiple. También los podemos ver muy marcados, incluso desde la infancia, en las neurosis, la esquizofrenia y las psicosis, llegando a una precisión casi total en los psicópatas y asesinos. Por desgracia, nadie está interesado en medir la capacidad agresiva de una persona en los radios que aparecen en el iris, algo que nos parece interesante en las pruebas psicotécnicas o psicológicas de aquellas personas que van a portar armas.

Una particularidad de estas líneas radiales es que no siempre corresponden a afecciones del sistema nervioso, ya que la mayoría de las veces su presencia solamente nos indica un carácter violento o muy estresado, sin necesidad de mal orgánico. Estas marcas, además, son indelebles y se observan durante toda la vida, lo que indica que el carácter básico de las personas no se puede modificar, sino enmascarar o conducir.

Pero con el paso de los años, esta alteración del equilibrio emocional - nervioso - conduce a una alteración del sistema orgánico y le lleva a una autodestrucción muy intensa en órganos tan dependientes como el corazón, hígado, arterial o gástrico, llegando a producirse un estado neurótico muy intenso al llegar a la vejez, casi imposible de curar o mitigar.

Rayos solares:

Al igual que en el apartado anterior, existen los denominados rayos solares, similares a los rayos nerviosos, los cuales también parten de la zona de la pupila hacia el exterior, concentrándose especialmente en el cuadrante superior, zona cerebral. También aparecen en ocasiones en la zona hepática o en las piernas, pero ahora de una manera aislada por lo que, aunque tienen forma de rayos, no los podemos considerar del mismo tipo.

La diferencia más notable con los rayos descritos anteriormente está en la profundidad y el color de los radios, ya que en esta ocasión son menos profundos y no suelen ir unidos a criptas. Su naturaleza más suave nos indicaría un paso de las toxinas entre un órgano y otro, no como un proceso depurativo sino más bien como una creación de un nuevo almacén de tóxicos. De este modo, un exceso de grasas o residuos en el aparato digestivo pasaría a otras zonas corporales para evitar un sobrecarga que alterase la salud. Este proceso es bastante más normal de lo que se cree y ocurre habitualmente con las grasas alimentarias, las cuales primeramente se acumulan en el estómago, después en el tejido adiposo, más tarde en la pared vascular y con el tiempo en el hígado o el corazón. No se trata de un proceso depurativo, más que nada porque las grasas no tienen un mecanismo de eliminación fácil, sino más bien de la creación de nuevos almacenes.

Por eso los rayos solares más blanquecinos los encontraremos siempre en personas pletóricas, obesas, y aunque no indican gravedad nos deben poner en alerta.

Estos nuevos rayos solares pueden ser largos, empezando en la pupila y terminando en la corona externa, o más cortos. Cuando son largos nos indicarían una patología más generalizada, una afección que está alterando numerosos órganos y que por tanto debemos tratar con más energía. Suelen ser habituales en personas mayores, en grandes comilones, y en personas sedentarias.

Cuando los radios son más cortos y especialmente cuando no se originan en la pupila, obviamente no nos pueden indicar un estado de sobrecarga metabólica, sino solamente una sobrecarga en una zona concreta, lo cual nos llevará fácilmente a diagnosticar la enfermedad. Por ejemplo, si el rayo lo vemos limitado a la zona hepática (algo muy frecuente), deduciremos una hepatopatía antigua o una reciente en función de la intensidad del color, pero no habrá que pensar que la sobrecarga está alterando todo el cuerpo.

Pero aún existen otras diferencias en cuanto a los rayos se refiere, además de la longitud, como es el caso de su regularidad, entendiendo por ello que en lugar de ser recto esté cortado o se desvíe de su línea. En la medida en que la línea no sea recta nos indicará cierta pérdida de la estabilidad orgánica y mucho más concretamente de la zona afectada. Una enfermedad puede ser grave, pero si todo sigue funcionando o al menos cumpliendo sus funciones, la recuperación es posible. En el supuesto de que existan alteraciones u oscilaciones en su función, fácilmente detectables por la continuidad o discontinuidad de los radios, la curación será más compleja ya que nos indicará que por alguna causa la zona afectada claudica de vez en cuando.

Otras variables en los rayos:

• Diferentes coloraciones en su recorrido nos indicarán que no toda la zona orgánica está igualmente afectada, casi nunca ocurre, y que la enfermedad afecta a "trozos" y no a la totalidad. Es raro que un pulmón esté enfermo en su totalidad, del mismo modo que es raro que lo esté el hígado o el corazón.

• Por eso es importante observar con detenimiento la coloración en el recorrido del radio para darnos cuenta en qué lugar pierde color o en dónde se vuelve más intenso. Así sabremos con más precisión la amplitud de la enfermedad. Cuando un rayo de color claro se ennegrece en su recorrido puede indicar también un estado crónico o incluso una degeneración de esa zona, algo que se encuentra en los infartos de miocardio, los cuales dejan lesionada una pequeña porción del corazón, pero no el conjunto.

• El número de rayos observados no indica necesariamente una enfermedad generalizada, aunque sean muchos, ya que se observa un gran número de ellos en las personas muy emotivas, quizás porque su sistema nervioso influye en todo su cuerpo, sin que ello quiera decir que le hace daño. Por eso y aunque veamos radios solares diseminados por todo el iris, sino concurren otros signos importantes no hay que considerar que estamos ante una persona enferma.

• Ya hemos dicho que la longitud del radio es importante, por cuanto nos dice que la anomalía se extiende y puede haber dañado en varios órganos. No obstante, la longitud no es muy significativa cuando vemos solamente un estado agresivo o neurótico, ya que en estos casos los rayos siempre cruzan todo el iris ya que el estado emocional se supone que data de muchos años, quizás desde la niñez. Al entrar en una fase crónica es lógico que su longitud sea muy larga, pero ello no quiere decir que el organismo no sea capaz de acomodarse y vivir con ello. No siempre las personas más tranquilas son las que tienen mejor salud, ya que es bien sabido que las personas agresivas suelen tener una capacidad de supervivencia extraordinaria.

• La profundidad de los rayos es algo muy a tener en cuenta ya que nos indicarán insuficiencia de un órgano y en los casos más graves una lesión irreversible. Esta profundidad la vemos con frecuencia en los traumatismos de las piernas, los cuales dejan una señal radial profunda y negra en el iris.

• También deberemos diferenciar la zona en la cual están declarados los radios y no dar demasiada importancia en este caso a la longitud. Cuando los radios están en la zona de la boca o garganta nos pueden indicar extracciones dentarias antiguas, extirpación de amígdalas o prótesis dentales, mientras que si las vemos en la zona gástrica es muy probable que se deban a úlceras crónicas.

• Es importante recordar que cuando un rayo parte de la zona digestiva quiere decir que esta patología afecta a la zona por la que cruza o, dicho de otra manera, que las toxinas que se generan en el aparato digestivo buscan un camino distinto al habitual para salir al exterior. Ello trae como consecuencia que esa nueva zona quedará sobrecargada, aunque en menor medida ya que en el sistema digestivo.

• Los rayos indicarán una patología mas importante en función de su longitud y lógicamente un rayo mayor será indicio de una enfermedad más grave, especialmente si llega a cruzar prácticamente todo el iris. En este caso la afectación del sistema nervioso es evidente, aunque si no va acompañado de ninguna enfermedad orgánica de interés no debemos considerarlo como de mal pronóstico.

• Los rayos menores no nos indican afectaciones del sistema nervioso, aunque sí una sobrecarga toxémica.

• Por último, es muy normal que los rayos de cualquier tipo crucen los anillos, lo que nos obligará a diferenciar las enfermedades causantes. Esta confluencia no es especialmente grave, ya que nos indica que lógicamente una enfermedad puede afectar a varios sistemas orgánicos al mismo tiempo.

• Por ejemplo: una hepatopatía afectará no solamente al hígado, sino también al sistema venoso, al nervioso, al digestivo y hasta al nutritivo. Aunque el origen del mal esté solamente en el hígado una gran parte del cuerpo estará sufriendo las consecuencias de la enfermedad.

Nervios:

Los anillos nerviosos los podemos localizar en la superficie del iris, de forma concéntrica entre sí o aisladamente, del mismo modo que pueden formar un anillo completo o media circunferencia. El color varía entre el blanco (el más habitual), aunque en ocasiones se hace marrón e incluso negro si el grado de afectación es intenso, especialmente por causas tóxicas.

Una particularidad que presentan es que pueden desaparecer si el trastorno nervioso era pasajero, motivado por un hecho circunstancial y no formaba parte de la genética del individuo. Se notan por su color blanco que no deriva a ninguno más intenso, difuminándose poco a poco cuando el trastorno emocional ha remitido. En el supuesto que los anillos se localicen en zonas pequeñas, indicarían cierta inflamación.

Cuando la enfermedad se localiza a nivel cerebral, en especial si existe insomnio, aparecerán también rayos de color oscuro y si la enfermedad no se corrige es muy probable que se produzcan alteraciones más serias, incluida la parálisis, ya que es posible que la anomalía esté degenerando en una parálisis.

Del mismo modo que ya hemos dicho que los radios negros suelen ser indicio de un sistema emocional muy tenso, también pueden darse anillos nerviosos de color blanco en trastornos similares, especialmente cuando la persona toma muchos medicamentos para calmar su emotividad. La diferencia estriba en que mientras los signos radiales suelen deberse a una causa genética, difícil de corregir, los círculos nerviosos suelen estar causados por medicamentos, actividades sociales insanas o cualquier otra circunstancia no atribuible a la genética. Esta circunstancia es más favorable que las otras, ya que existe una labor interna que se encarga de la depuración y por tanto la enfermedad quedará resuelta en un corto espacio de tiempo. Solamente en los casos en los cuales los anillos degeneran al negro, normalmente con el paso de los años, nos indicarían que la enfermedad se hace crónica, irreversible, y con ella se darán los signos típicos con pérdida de memoria, parálisis parciales, debilidad y finalmente profunda postración. Esto nos lleva a considerar que casi siempre los signos negros son de mal pronóstico.

Si los anillos son circunferencias completas indicarían una alteración del sistema nervioso, mientras que si son solamente segmentos indicarían que el sistema nervioso de esa zona está alterado a causa de una enfermedad local, como puede ser cualquier patología bronquial o intestinal.

Estos son lo siete anillos nerviosos que podemos encontrarnos, empezando por la pupila:

1. Estómago.
2. Intestinos.
3. Riñones, páncreas y corazón.
4. Sistema respiratorio.
5. Cerebro, sistema reproductor.
6. Hígado, vesícula, bazo, sistema linfático, tiroides.

7. Nervios, piel, sistema muscular y sensorial.

Sistema linfático:

Se trata de un sistema orgánico muy poco estudiado en la medicina oficial y sin embargo muy interesante en todos los procesos depurativos del organismo. En él confluyen la mayoría de las bacterias muertas después de un proceso infeccioso, así como los medicamentos y drogas, siendo por tanto imprescindible favorecer su drenaje si queremos que la enfermedad y sus consecuencias no permanezcan dentro del organismo. No basta con curar al enfermo y con ello hacer desaparecer la sintomatología, para que toda la enfermedad haya desaparecido, ya que mientras permanezcan en nuestro interior las toxinas de dicha enfermedad y las que hayan sido generadas por los medicamentos, el problema de salud no estará resuelto y quizás vuelva en pocos días.

En el iris podemos encontrar su anillo casi en la circunferencia externa, inmediatamente antes del sistema nervioso, y será especialmente intenso en las zonas próximas al cuello, piel y pulmones, zonas linfáticas en las cuales se suelen acumular grandes cantidades de toxinas. Aquellas que proceden de los riñones o genitales se concentrarán en la zona de la ingle.

Cuando la enfermedad causante es reciente y no demasiado grave. Además de un anillo encontraremos pequeños copos blancos, próximos entre sí (se habla entonces de un rosario de copos), lo cual nos indicará una saturación de una zona linfática a causa de alguna enfermedad de larga duración. Como ya sabemos, la zona del cuello es un lugar muy habitual para estas concentraciones tóxicas, ya que son frecuentes los nódulos linfáticos endurecidos. Este endurecimiento no indica que la enfermedad ha quedado resuelta, sino más bien que su mal está concentrado allí y debe ser eliminado para que no retorne en cuanto bajen las defensas orgánicas.

Los copos blancos, cuando se mezclan con otras coloraciones, nos indicarían que el sistema linfático está desbordado, atrofiado, y que necesita una ayuda externa para restablecerse. Estas mezclas son normales en enfermos de tuberculosis, fiebres tifoideas, o en aquellos que han tomado durante largo tiempo antibióticos o otros medicamentos que anulan o disminuyen la eficacia del sistema defensivo. En el caso de que la enfermedad de larga duración, aún no siendo grave, haya provocado una desnutrición, veremos las mismas marcas blancas en los anillos linfáticos.

Es muy importante recordar que el sistema linfático juega un papel primordial en la eliminación o, en su defecto, la concentración de venenos procedentes del exterior. Si nos encontramos con una persona muy quebrantada en su salud, pero sin una causa clara que la explique, y el análisis del iris nos revela un sistema linfático muy alterado, habrá que pensar como causa probable un envenenamiento por drogas, metales pesados o otras sustancias. El arsénico, concretamente, tiene una gran afinidad por el sistema linfático y por pequeña que sea la cantidad ingerida (accidental o criminalmente), se marcará claramente en la zona del iris correspondiente.

El rosario linfático, aunque presenta normalmente un color blanco en sus copos, puede derivar al marrón en el iris oscuro, aunque este color será siempre más claro que el fondo. Cuando la tonalidad no sea de ninguno de los tipos mencionados y aparezca grisácea, las causas pueden ser intoxicación por medicamentos o por algún veneno.

Este rosario linfático puede rodear todo el iris, lo que no es muy frecuente, pero lo más importante cuando es bastante extenso es observar en qué zonas se concentran los copos con mayor densidad, lo que nos llevaría a clarificar la zona verdaderamente afectada. Siempre que el color de los copos sea blanco o similar, la causa del mal no estaría en el tipo de alimentación y deberíamos buscar otra causa, y si su borde está muy difuminado puede ser indicio de enfermedad reumática.

El rosario linfático no solamente se forma alrededor del iris, circularmente, ya que es posible que se forme en sentido radial hacia la corona, indicando que la alteración linfática es más importante que cuando solamente se forma circularmente. Cualquier otra alteración en la forma, como ocurre con las deformaciones de la pupila, es de peor pronóstico e incluso nos puede indicar un problema afectivo grave. Normalmente, los individuos que presentan personalidades neuróticas o paranoides, tienen un rosario linfático muy marcado y deformado. En cualquier caso y antes de tratar la enfermedad de fondo, es imprescindible realizar un drenaje linfático adecuado.

RESUMEN

En este capítulo sintetizaremos todo lo descrito anteriormente, no solamente a modo de recordatorio, sino más bien como una manera de asimilar de una manera rápida las cuestiones más básicas e importantes.

- Hay signos de relieve, de depresión o de debilitamiento.
- Los signos de relieve pueden cambiar o desaparecer.
- Las depresiones o lagunas pueden ser llenadas.
- Las debilidades pueden ser corregidas rápidamente.
- Pueden existir lagunas cerradas o abiertas.
- Se pueden visualizar también pérdidas o problemas sanguíneos.
- Los signos en relieve indican saturación, acumulación, inflamación, desbordamiento o exceso.
- Los signos depresivos, hundidos, indican agotamiento, debilidad, insuficiencia, defecto, ausencia o desfallecimiento.
- Las lagunas indican fragilidad, poco funcionamiento, delicadeza, falta de tono.
- Los signos inflamatorios suelen ser bastante amplios, extendiéndose a varios sectores. Suelen ser fibras radiales blanquecinas y rodear la zona del collarín.
- En los iris oscuros los signos de inflamación son entonces más oscuros que el resto del iris.
- Las lagunas suelen tener un fondo oscuro y se perciben incluso las fibras en profundidad.
- Los aros circulares destacan por igual en todo tipo de iris.
- Los signos inflamatorios poco numerosos indican irritación e hinchazón y si son numerosos nerviosismo o desviaciones vertebrales.
- En los iris claros pueden indicar artritis heredada o adquirida, deficiencias en la nutrición, efectos secundarios de las vacunas.

- Los copos amarillos pueden indicar los mismos problemas que los copos blancos, pero más crónicos, así como ser indicativos de un exceso de colesterol.
- La zona del collarín, cuando está coloreada, puede ser a causa de una intoxicación por medicamentos o drogas.
- Las manchas muy oscuras suelen tener mal pronóstico.
- Las de color marrón indican un terreno maltratado.
- Las rojas pueden indicar residuos medicamentosos o problemas viscerales.

¿Se puede averiguar cuándo van a producirse las enfermedades?

El estudio del iris basa parte de su importancia como método de diagnóstico en su capacidad para advertirnos de las enfermedades que están naciendo y de su posible malignidad, pero no nos puede dar una fecha exacta y ni siquiera aproximada. Es más, si la persona pone los remedios adecuados para corregir el trastorno mórbido, muy posiblemente la enfermedad no se llegue a declarar al haber modificado el terreno. Esta teoría es la base de la Oligoterapia, parte de la medicina natural en la cual no se actúa nunca sobre la enfermedad si no sobre el terreno que favorece dicha enfermedad. Modificando el terreno, por tanto, la enfermedad desaparece o no se llega a producir.

Aunque por desgracia las cosas no son tan fáciles y las personas enfermamos a pesar de tener todo a nuestro favor, si sabemos las causas que están produciendo una alteración orgánica y las eliminamos o bloqueamos, muy posiblemente conseguiremos evitar que la enfermedad se produzca.

En este sentido puede trabajar la iridiología con bastante eficacia ya que si en una observación vemos una predisposición individual a padecer una enfermedad y avisando al individuo ponemos los remedios adecuados para que el mal no siga adelante, con mucha probabilidad nunca se llegará a manifestar.

Una enfermedad que no sea traumática, espontánea, no nace y se manifiesta en unas pocas horas, ya que debe existir previamente una alteración de la parte afectada (una lesión, debilitamiento o sobrecarga), la cual irá evolucionando poco a poco si el enfermo no se percata de ello, hasta que un día salga al exterior. Es en ese momento en el cual la persona acude al médico, se siente mal, y comienza el tratamiento. La posibilidad de que la enfermedad cure en pocos días dependerá de muchos factores, entre ellos la elección de la terapia correcta, el estado emocional del enfermo, su entorno, la dieta, etc.

Los llamados trastornos funcionales, aquellas enfermedades que no se manifiestan como tales pero que generan síntomas, son producto de enfermedades reales que ya están instauradas. De ahí la importancia de atender cualquier síntoma precoz que la persona perciba, por leve que nos parezca, ya que casi siempre es la señal de que ya existe una enfermedad latente.

Las experiencias en iridiología permiten tener amplios datos sobre las enfermedades funcionales, mucho antes de que incluso se manifiesten síntomas leves e imprecisos, pero al no poder determinar el momento en el cual se declararían con toda intensidad, se hace muy difícil el tratamiento. El problema mayor surge en el mismo enfermo, el cual no admite de buen grado que tenga que tomar una medicación para una enfermedad que no percibe y que, si cree en el diagnóstico del médico, nadie sabe cuando se declarará y si llegará a hacerlo algún día. En este sentido, tanto la medicina natural como la homeopatía tienen un campo muy extenso de aplicación, ya que al ser una terapia inocua suele ser aceptada por una persona que en ese momento se considera sana. Esa misma persona no estaría dispuesta a ingerir un medicamento, con sus efectos secundarios, para una enfermedad inexistente.

Por tanto, cuando observemos el nacimiento de algún mal sería conveniente poner cuanto antes un tratamiento corrector, siempre y cuando no entremos dentro del ridículo. Por ejemplo: si observamos una predisposición a padecer prostatitis en una persona de 30 años o menos, resulta inadecuado recomendarle un tratamiento corrector a base de plantas medicinales para algo que quizás padezca dentro de 20 años.

La postura más adecuada para estos diagnósticos tan anticipados es la de recomendar solamente unas normas dietéticas y de vida que eviten esas enfermedades, avisando al paciente de la predisposición genética que tiene y de que es precisamente ahora cuando no debe cometer errores que le lleven a esa enfermedad que ya vemos en cl iris,

Si vemos un hígado sobrecargado y aunque los análisis no indiquen ninguna alteración hepática ni la persona manifieste ninguno de los síntomas de una insuficiencia hepatobiliar, es necesario que insistamos en que debe llevar un tipo de vida que no perjudique al hígado, especialmente en cuanto al consumo de alcohol.

Las lesiones orgánicas que vemos, sean de naturaleza heredada o no, solamente representan una evolución del organismo hacia la enfermedad, pero esta evolución no es inmutable y puede ser alterada en sentido favorable. Dependiendo de la antigüedad de la marca, el tratamiento, para tener posibilidades de éxito, deberá ser puesto durante un tiempo similar, ya que no se puede pretender corregir una anomalía que pensamos lleva años haciéndonos daño en pocos días y serán necesarias varias semanas de tratamiento para curar la enfermedad.

Es importante recordar que solamente las enfermedades agudas, espontáneas, que no nacen como consecuencias de errores, genética o invasión microbiana, pueden ser corregidas en pocas horas o días. Las demás, aquellas que lógicamente requieren tiempo para llegar a alterar a organismo, necesitan también un número mayor de días para curarse. Es como la obesidad: si ha sido producto de una época de vacaciones o de un cambio de actividad o de lugar de comidas, podrá recuperarse el peso en poco menos de un mes o quizás dos. Pero aquellas obesidades que comenzaron a gestarse cuando apenas dejamos la juventud y cuyo exceso de kilos son el producto de muchas horas de inactividad y grandes comilonas, no podrán solucionarse de una manera definitiva salvo que dediquemos varios meses a una dieta adecuada.

Cuando veamos una parte corporal con lesión o marca, debemos considerar que es producto de una evolución lenta y aunque consigamos una reducción de los síntomas a corto plazo, no debemos suspender el tratamiento ya que la curación llevará su tiempo.

La curación de la enfermedad depende de:

1. La capacidad de nuestros mecanismos de defensa.
2. La capacidad de nuestro organismo de regenerase y reparar los tejidos.
3. La capacidad para adaptarse a las circunstancias adversas sin desfallecer.
4. El propio terreno, el individuo, y su propia constitución y fortaleza.
5. El buen funcionamiento de los sistemas de eliminación.
6. El buen funcionamiento de las barreras naturales.
7. La rapidez de los propios mecanismos defensivos.
8. El psiquismo y el ambiente propicio.
9. El tratamiento instaurado.

Como verán, el tratamiento no es lo más importante para la curación de las enfermedades, sino el individuo mismo. Teoría muy alejada de los postulados oficiales los cuales convierten al enfermo en un ser pasivo ante la enfermedad, recargando toda la responsabilidad de la restauración de la salud a los medicamentos.

LA PUPILA

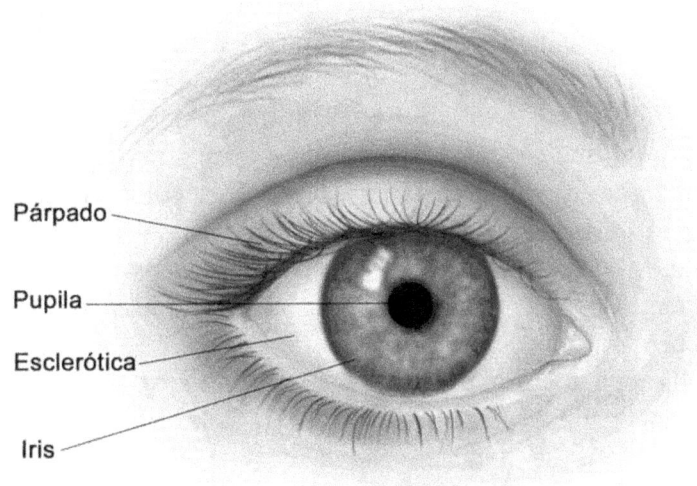

Párpado

Pupila

Esclerótica

Iris

No es imprescindible el examen de la pupila en los chequeos del iris, pero de igual manera que es necesario observar todo el ojo para ver anomalías que puedan confirmar un diagnóstico, se recomienda realizar una pequeña exploración de la pupila basándonos en los postulados de la medicina natural.

Ya sabemos que el borde de la pupila constituye normalmente una reserva para sustancias tóxicas y de deshecho y que cualquier marca o pigmentación que observemos en ella será indicio de enfermedad ya que, en principio, el borde pupilar debe estar totalmente libre de señales.

La pupila debe estar situada perfectamente en la zona central de la córnea y su forma tiene que ser circular, aún cuando la sometamos a dilatación o estrechamiento. Ya sabemos que cuando se aplica un foco luminoso la pupila se contrae para impedir que entre demasiada luz al interior del ojo y cuando existe poca luz ambiental se dilata para admitir o absorber la mayor cantidad posible de luminosidad. Este efecto ha sido copiado con acierto por las cámaras fotográficas mediante un sistema ingenioso denominado diafragma. Junto a ello y para regular con mayor precisión la luz procedente del exterior del ojo, existe el parpadeo mediante el cual se cierra o se permite total o parcialmente la entrada de luz. Además de estos dos mecanismos reguladores hay un tercero, la posición de los párpados, los cuales a modo de cortinilla pueden impedir que una luz fuerte incida en la pupila pero permitiendo que el ojo reciba una gran cantidad de luz indirecta. Para comprender este mecanismo bastará con salir un día de intenso sol a la calle y notaremos que de una manera refleja los párpados se cierran parcialmente, pero dejando una zona central abierta para que entre la luz.

La pupila por tanto debe dilatarse y contraerse de manera continuada cuando incide una luz sobre ella, siendo este el primer dato que se tiene en cuenta cuando se observa a un accidentado por traumatismo o a una persona que está inconsciente por causas aún desconocidas.

Se denomina Miosis a la contracción normal de la pupila, mientras que Midriasis sería la relajación o dilatación. La contracción está dirigida o controlada por el sistema parasimpático (vagal), mientras que la dilatación corre a cargo del sistema simpático, por eso es fácil saber cuál de los dos sistemas neurovegetativos está predominando mediante la sola observación de las reacciones de la pupila ante un foco de luz. Una preponderancia vagal (la pupila se contrae poco o lentamente cuando aplicamos la luz), nos indicaría posiblemente alteraciones digestivas con espasmos si se trata de una persona adulta, aunque si lo observamos en un anciano es posible que sea normal y no patológico; hay que tener en cuenta que en el anciano todo se realiza lentamente y es posible que la contracción y la dilatación de la pupila se llegue a efectuar con normalidad si la damos tiempo.

La Midriasis es un fenómeno normal cuando existe poca luz, aunque también se observa con muchísima frecuencia en las alteraciones emocionales intensas, las psicosis, los ataques de histerismo e incluso en los niños pequeños. Junto a esta dilatación es habitual que todo el conjunto del ojo esté muy abierto, incluidos los párpados, y que los ojos presenten cierta preponderancia hacia afuera. En estos casos no se puede hablar de patología, ya que posiblemente todo vuelva a la normalidad en cuanto que cese el problema emocional que lo motivó.

Si encontramos la dilatación de la pupila en pacientes aparentemente serenos habrá que pensar, o bien en problemas de drogas o envenenamientos o, con más frecuencia, en problemas del sistema nervioso por otras causas, como puede ser el hipertiroidismo.

La patología que con más frecuencia nos vamos a encontrar al observar la pupila son las cataratas, e incluso en la mayoría de las veces el enfermo no es consciente de que la tiene en estado incipiente, justo el momento en el cual todavía puede intentar una regresión si no es un anciano.

La pupila en las cataratas es traslúcida, salvo que se padezca glaucoma en cuyo caso la coloración derivará al verde. Al principio una catarata senil se percibe como una pequeña manchita blanca en el centro, muy traslúcida, que no dificulta todavía la visión, por lo que el enfermo aún no ha tenido consciencia de que debe acudir a un especialista. Si un iridiólogo observa ya esta patología deberá indicar a su paciente la necesidad de acudir inmediatamente al oftalmólogo, aunque también puede recomendarle algunas de las medidas naturales que existen para esa catarata que está comenzando a formarse, como puede ser el Glutatión, el Gelsemium o las cataplasmas de arcilla.

Alrededor mismo de la pupila podemos observar con frecuencia un anillo muy pequeño, el cual necesita para su observación de una lente más potente que las habituales, en donde nos podremos encontrar diferentes pigmentaciones. También se ven con frecuencia líneas coloreadas que cruzan la pupila, las cuales adoptan diferentes formas y longitudes, sin que todavía comprendamos el significado patológico de ellas.

Sabido esto deberíamos observar siempre con gran detenimiento la pupila y someterla a diversas pruebas para confirmar y afianzar el resto de los análisis. Estas son las anomalías que nos podremos encontrar:

• Las alteraciones nerviosas producen rigidez y por ello su adaptación a la luz puede estar totalmente anulada o cuando menos disminuida. Lo podemos observar circunstancialmente en la embriaguez por alcohol, en las alteraciones de la médula y en encéfalo, en la drogadicción o los excesos de morfina y en algunas intoxicaciones o envenenamientos. Cuando incidamos en la pupila con una pequeña luz y se contraiga poco, con lentitud, o ni siquiera se contraiga, deberemos recomendar al enfermo que acuda cuanto antes a un centro de urgencias ya que cualquier alteración del sistema nervioso puede ser muy grave e irreversible.

• En el extremo opuesto, una pupila excesivamente dilatada pero que responde a la luz contrayéndose, nos hablará de una persona debilitada, envejecida, con mala circulación y con alguna enfermedad debilitante. Junto a ello notaremos un carácter acobardado y deprimido. No obstante, hay que distinguir entre la pupila de un miope, bastante más dilatada que la de otra persona y la de un hipermétrope, ya que los diferentes tamaños en personas que tienen problemas de visión quizás no sean indicio de enfermedades internas. El predominio del sistema vago (parasimpático) sobre el simpático es una característica de los que padecen hipermetropía y ello conlleva una pupila algo más contraída de manera continuada. Esta es una de las causas por las cuales los dos tipos de enfermos, miopes e hipermétropes, tienen una pupila con tamaño opuesto, ya que es bien sabido que un diafragma (el equivalente a la pupila) ligeramente cerrado mejora el enfoque, mientras que si lo abrimos lo perjudicamos. Por eso cuando existe mucha luz ambiental, la cual obliga a contraer fuertemente la pupila, los miopes mejoran su agudiza visual y la pierden casi totalmente en ambientes pobres de luz.

• Un ensanchamiento de la pupila lo podemos encontrar en los estados emocionales intensos de terror, miedo o angustia, siempre y cuando sea la vista el órgano que perciba el peligro.

• Para entender este fenómeno bastaría con observar a una persona sometida a una fuerte tensión, pero de dos maneras diferentes: una, advirtiéndole del peligro de muerte inmediato y otra dejándole que vea aquello que le puede causar la muerte ; solamente cuando es la vista la que ve el horror se dilata la pupila. Por algún motivo aún no claro cuando una persona tiene delante de sí un peligro intenso cierra los ojos, en un intento de no ver el mal y quizás con la esperanza de que pase de largo. Esta explicación que es en cierto modo lógica no explica sin embargo el verdadero motivo, que no es otro que impedir que el peligro que vemos quede reflejado inmediatamente en nuestro cerebro, lo cual nos haría un daño mucho más intenso si solamente lo percibimos. Todo ello nos debe llevar a un análisis del tamaño de la pupila en todos los enfermos ya que podemos percibir situaciones de angustia que el mismo enfermo no nos quiere relatar, quizás en un intento de no sacar al consciente aquello que le hace daño.

• Otras alteraciones no menos importantes se refieren a la poca estabilidad en el tamaño o en la posición de la pupila, la cual no debería modificarse mientras la estamos observando. Cualquier temblor en ella o cambios continuados en su tamaño, serían indicios de enfermedades de importancia, como puede ser la meningitis, la sífilis o las patologías mentales serias como las psicosis o paranoias.

• Más complicadas de diagnosticar son las deformaciones pupilares, la cual puede adoptar formas no habituales y ciertamente curiosas. Las alteraciones de las fibras encargadas de mantener la pupila perfectamente redonda pueden producir su deformidad y ser indicio de enfermedades diversas, entre ellas las afecciones del sistema nervioso. Por ello y dado que no existe un tratado sobre deformaciones pupilares que nos den una pauta, lo que se hace imprescindible es someter al paciente que presente una de estas deformaciones a un chequeo intenso y completo.

• No debemos olvidar que cuando la pupila no sufre ninguna modificación al someterla a una luz directa es indicio de enfermedad grave, como puede ser una ataxia, esclerosis, parálisis o derrame cerebral. Si además de esta anomalía la pupila está deformada nos indicaría que la enfermedad lleva años en esa persona.

• Una manera de asegurarnos la función de la pupila es someterla a un haz de luz minúsculo, pero intenso, de tal manera que incidamos solamente en zonas concretas de la pupila y no en su totalidad. Así sabremos si el mal tiene remedio o es irreversible. Si la luz que incide centralmente no provoca reacción, el daño estará en los centros primarios.

• Cuando analicemos la pupila hay que tener en cuenta que hay enfermedades como el glaucoma, la miopía o las alteraciones nerviosas intensas, que provocan una dilatación exagerada de ella, del mismo modo que lo provocan las personas que duermen poco, que trabajan en labores intelectuales muy intensas y en quienes descansan insuficientemente. También se observa con frecuencia en los niños que ven demasiado tiempo la televisión.

• En cuanto a los fármacos, es bien conocido el efecto dilatador de la atropina y la belladona.

• En el caso contrario, el estrechamiento o miosis de la pupila, se observa en la meningitis, la patología de la médula espinal, y las intoxicaciones por opiáceos, alcohol o exceso de urea.

• Un caso menos frecuente, pero bastante interesante, es la diferencia de tamaño de las pupilas de ambos ojos, lo cual puede indicar desde una neurastenia hasta una parálisis.

La pupila debe estar normalmente centrada en el iris y el descentramiento puede indicar desequilibrio en algunas zonas orgánicas como por ejemplo:

1. Si está desplazada entre las dos y las tres horas indicaría alteración digestiva o hepática.

2. Si está desplazada entre las siete y las ocho horas, inflamación.

3. Si está desplazada hacia las tres horas puede ser a causa de problemas pulmonares, incluso graves. También puede ser debido a problemas cardíacos.

4. Si es hacia la unas horas, puede ser por problemas de vesícula o de páncreas.

5. El desplazamiento hacia las doce horas indicaría colitis, disentería, nefritis o dolores de cabeza por problemas de circulación cerebral.

• Una pupila deformada, casi siempre en sentido ovalado, indica siempre órganos deficientes, pudiendo ser con más frecuencia el cerebro, la hipófisis o el tiroides.

• También es frecuente observar una pupila aplastada en su contorno y según la zona estas podrían ser las causas:

1. A las doce horas, depresión nerviosa o astenia.

2. A la una, problemas nerviosos que afectan al lenguaje.

3. A las dos, alteraciones bronquiales.

4. A las tres, cardiopatías.

5. A las cuatro, una insuficiencia pancreática.

6. A las cinco, insuficiencia hepática o de vesícula, así como una disminución de los movimientos peristálticos.

7. A las seis, un problema glandular, quizás por influencia del sistema neurovegetativo.

8. A las siete, insuficiencia genital en ambos sexos, quizás por problemas psíquicos.

9. A las ocho, vejiga neurógena, incluida enuresis e incontinencia de orina.

10. A las nueve, disminución de la eficacia del sistema defensivo.

11. A las diez, anemias o discrasias sanguíneas.

12. A las once, laxitud de ligamentos.

Diferencias entre las dos pupilas:

Más importante aún que las anomalías que podamos encontrar en una de las pupilas es la diferencia entre respuesta entre ambas pupilas. El problema inicial para el facultativo que las observa es memorizar las reacciones de una pupila mientras examina la otra. Este proceso que en apariencia parece difícil de resolver, no lo es ya que estamos hablando de pupilas que tienen anomalías por separado, por lo que es fácil recordar algo que no estamos habituados a ver. Si una de las dos pupilas se contrae menos de lo que es debido, es obvio que busquemos en la otra un signo parecido que nos indique que, al menos, el problema es reflejado por igual en las dos. Si no es así y, por ejemplo, una de ellas se encuentra dilatada cuando la sometemos a un foco luminoso sabemos que la otra deberá reaccionar por igual; en caso de no ser así estamos ante una desigualdad que nos puede indicar un problema vascular a nivel del cerebro muy importante.

También debemos tener en cuenta no solamente la diferencia de las pupilas en cuanto a su capacidad para reaccionar ante la luz o la oscuridad, sino también su diferente tamaño ante cualquier estímulo luminoso.

No es lo mismo que reaccionen con desigualdad ante una potencia luminosa de 25 vatios y no lo hagan con potencias muy inferiores o incluso con la luz ambiente, que la desigualdad permanezca siempre sea cual sea la intensidad luminosa. En estos casos se hace necesaria la revisión por un neurólogo.

Ejemplo de un chequeo de pupila:

Estos son los pasos y las conclusiones sobre un análisis normal:

1. La luz que utilicemos deberá incidir sobre la pupila de forma corta, pero muy directa. El foco se apaga después de cada

observación para que el ojo siga iluminado exclusivamente con la luz ambiental.

2. En la segunda observación se puede emplear ya una lupa de poca graduación.

3. Mediante su observación mediremos el sistema nervioso, el muscular y el sistema glandular. Si la pupila reacciona desfavorablemente es síntoma seguro de alteración de la salud. Al revés, cuando las pupilas se contraen adecuadamente, no es necesariamente signo de una buena salud general.

4. Una contracción muy rápida, enérgica, nos indicará un buen tono nervioso y muscular, aunque también con ligera excitación.

5. Una contracción lenta pero correcta, muestra buena coordinación entre músculos y nervios.

6. Si la velocidad de contracción es baja y también lo es la contracción total, deberemos pensar en un estado de debilidad, con hipotensión o quizás de un exceso de medicamentos o drogas.

7. La pupila que estamos observando se debe mover en su posición, aunque el paciente trate de mantenerla fija en dirección a nosotros.

8. Una pupila dilatada puede ser indicio de intoxicación alcohólica.

9. Una pupila que no reaccione en absoluto a la luz puede indicar lesión craneal o de la espina dorsal.

10.Las diferencias entre la contracción de una pupila y otra nos pueden alertar sobre lesiones del sistema nervioso.

11.Si mantenemos la luz sobre la pupila demasiado tiempo (bastan unos 30 segundos), la pupila se dilatará de nuevo por agotamiento o bien se dilatará y se contraerá alternativamente.

En casos de hipotensión postural o insuficiencia suprarrenal, así como en presencia de fotofobia, el paciente no puede soportar la luz sobre su pupila. Es más, quizás la pupila se dilate en presencia de la luz.

TERAPIA DEPURATIVA

Siempre que observemos un iris repleto de manchas, lagunas o criptas, así como anillos de colesterol o toxinas, es muy conveniente antes de iniciar la terapia curativa poner un tratamiento depurativo general que deje al organismo en condiciones favorables para iniciar su curación. Este tratamiento permite normalizar la actividad de todos los sistemas secretores del cuerpo y con ello la curación de la enfermedad es mucho más fácil y rápida.

El tratamiento depurativo, mezcla de dieta, hidroterapia y plantas medicinales adecuadas, consigue como primer efecto una disminución del tejido graso, eliminación de granos y sarpullidos en la piel, mejor hidratación cutánea y por ello una disminución de las arrugas, lengua más limpia (efecto posterior al tratamiento) y mejor olor corporal en general.

La depuración consiste en una dieta estrictamente vegetariana, con gran cantidad de alimentos crudos, especialmente los de hoja verde por su riqueza en clorofila, baños de vapor o en su defecto baños calientes seguidos de una ducha fría de corta duración y plantas medicinales como la Bardana, Fumaria, Saúco, Zarzaparrilla, Cola de caballo y Calahuala. Esta mezcla de plantas ejerce una enérgica acción depurativa que actúa sobre los riñones, el hígado, la piel, las defensas orgánicas y el sistema endocrino. La consecuencia de este tratamiento es que después de solamente una semana nos sentiremos más livianos, con mucha energía, más calmados ante los problemas, más potentes sexualmente, con un estómago apto para comer cualquier cosa y una piel desconocida por su limpieza y tersura.

A nivel del iris esta depuración se percibe con claridad, especialmente en aquellas personas que padecen asma, hepatitis, arteriosclerosis, eczemas, alergias, varices, hemorroides y diabetes. La mayoría de las personas responderán con un iris mucho más limpio, en el cual las manchas de toxemia se habrán aclarado y derivado al blanco y los anillos de colesterol quizás hayan desaparecido. No obstante, es posible que algunos pacientes no manifiesten un iris más limpio y más bien al contrario, se ensucie, aunque este dato no debe suponer un error o una contraindicación en la dieta sino solamente que la terapia depurativa ha sido corta y necesita prolongarse varios días. Hay que tener en cuenta en nivel de toxemia que tenía el cuerpo antes del tratamiento, ya que si es muy alto en los primeros procesos depurativos la suciedad a eliminar será muy alta y por eso el iris estará más sucio que antes. De proseguir el tratamiento todo volverá al lugar que deseamos, un iris totalmente limpio.

Este efecto es similar a cuando comenzamos un ayuno. En los primeros días del tratamiento la lengua se vuelve sucia, tenemos mal sabor de boca, las heces son malolientes y hasta el sudor aumenta. Todo ello no es una contraindicación sino una señal de que el tratamiento depurativo a base del ayuno da resultado y el proceso de depuración está en marcha. Lógicamente, por algún sitio tiene que depurarse el organismo.

En el iris se podrá observar durante los primeros días un enturbiamiento de la zona correspondiente a la piel, el anillo externo, algo totalmente lógico y deseable. Es más, sino se observa ningún cambio en el iris durante los primeros días quizás la depuración no surta efecto.

A nivel de la pupila una dieta depurativa intensa produce un aumento de la actividad simpática, pero a partir de la segunda semana predomina el tono vagal, señal de que incluso ambos sistemas son influenciables por la depuración.

LOS MEDICAMENTOS EN EL IRIS

Ya hemos indicado que algunos medicamentos tóxicos, e incluso colorantes o plantas medicinales, pueden colorear el iris y de manera especial la corona pupilar.

Aunque este extraordinario método de diagnóstico apenas si es utilizado por los médicos oficiales, lo cierto es que podría ser una manera rápida y eficaz para averiguar intoxicaciones, envenenamientos, suicidios o, simplemente, un exceso o saturación de algunos medicamentos. Cuando una persona lleva tomando durante bastante tiempo un medicamento es muy probable que su organismo esté ya saturado de esa sustancia, aunque no presente síntomas de intolerancia o exceso. De la capacidad orgánica para soportar una determinada dosis de medicamento dependerá el que los síntomas se manifiesten pronto, a largo plazo o de manera imprecisa.

Si leemos los prospectos de los medicamentos veremos que siempre incluyen un apartado en cuanto a efectos secundarios y otro sobre posibles intoxicaciones, por lo que de no darse ninguna de esas circunstancias ni el médico ni el paciente darán como probable un abuso de esa sustancia. Sin embargo y como ya hemos dicho, el umbral de tolerancia a un medicamento es muy variable y es posible que aunque no se den ninguno de los efectos secundarios descritos, el medicamento en cuestión pueda estar acumulado en demasía, con lo cual el daño quizás aparezca mucho más tarde de lo habitual.

El iris posee una peculiaridad única en el cuerpo humano, además de la de constituir una zona refleja extraordinaria y fiable, como es la de colorearse parcialmente con una sustancia que no sea igual a alguna orgánica. Por tanto, cualquier medicamento que no posea un color igual a alguno de los componentes del plasma humano, dejará su color en el iris hasta que el exceso de medicamento desaparezca.

La presencia de los medicamentos en el iris constituye una prueba de su efecto pernicioso, efecto que en ocasiones no se puede evitar ya que la enfermedad que tratamos de curar es más importante que los efectos secundarios del remedio empleado. Tendríamos que causar un mal menor para curar un mal mayor.

El problema reside en la naturaleza inorgánica de los medicamentos y no en el medicamento en sí, ya que está demostrado que cuando el remedio es natural, igual a como se encuentra en la naturaleza, no posee los mismos efectos perniciosos que cuando el hombre ha manipulado la sustancia. Esta diferencia es la misma a comer un alimento sin procesar, tal y como la tierra nos lo proporciona, o refinarlo en un proceso industrial. En principio pudiera parecer que el manipular un alimento, o un medicamento, no debería producir efectos nocivos, pero la práctica nos demuestra que sí.

Nuestro cuerpo, al ser orgánico, no puede sintetizar una sustancia que no lo es ni aprovechar un mineral que no se encuentre en forma orgánica, ya que esa propiedad solamente la tienen los vegetales. Por eso el cuerpo humano tiene serias dificultades para eliminar un medicamento sintético y para lograrlo primeramente lo acumula y posteriormente trata de disolverlo. El problema surge cuando este proceso se alarga demasiado, dañando la zona en la cual se acumulan y produciendo una serie de enfermedades conocidas como crónicas. Si para curar esas enfermedades se emplean de nuevo medicamentos es lógico que no se curen y por el contrario se produzcan nuevas patologías.

Una prueba de ello es que los minerales ingeridos con los alimentos no se acumulan y el iris no detecta su presencia, aún cuando se ingieran en grandes cantidades. Sin embargo, cuando se toman en forma de medicamentos inorgánicos la pigmentación en el iris es muy rápida. Las acumulaciones de hierro y quinina se perciben en el iris durante al menos cinco meses, mientras que el mercurio tarda en desaparecer varios años.

Estos son algunos medicamentos que dejan señales pigmentadas en el iris:

Aspirina:
Tal y como es su color base, la aspirina la podemos detectar con un color gris-blanco muy desigual en su distribución a través de la zona cerebral.

Arsénico:
Se localiza en el aparato respiratorio como una pigmentación gris suave, aunque inicialmente las concentraciones mayores aparecen a nivel digestivo. Si la intoxicación o envenenamiento es muy intensa, que ponga en peligro la vida, encontraremos también pigmentaciones en la zona del bazo y los ganglios.

Bromuro:
Antiguamente se empleaba mucho como sedante y por ello las intoxicaciones eran bastante frecuentes. En la actualidad su uso parece delimitado a calmar la excitación sexual, el histerismo, la epilepsia y quizás como calmante menor para los niños. La coloración que encontraremos será amarillenta en la piel y una corona blanca en la parte externa del iris.

Estricnina:
No son infrecuentes los envenenamientos por estricnina, ya que se sigue empleando como el mejor remedio para matar ratas. Su uso como medicamento apenas si es anecdótico, limitándose a un par de preparados recomendados como energéticos.
Las concentraciones se notan en el anillo del estómago.

Fenacetina:
Se trata de un compuesto presente en numerosos medicamentos para calmar el dolor y bajar la fiebre. Las concentraciones se perciben en el área del cerebro.

Fósforo:

Los medicamentos que contienen fósforo y calcio no están exentos de peligrosidad si se toman por tiempo muy prolongado, ya que la fijación del fósforo es mucho más alta cuando se toma con calcio. También se suelen encontrar intoxicaciones por medicamentos recomendados para la memoria que contienen dosis más altas de fósforo.

Por su acción hepatotóxica notaremos concentraciones amarillentas en el área del hígado y en menor proporción en el estómago.

Hierro:

El único hierro no tóxico y asimilable es aquel que se encuentra en los alimentos, especialmente en las legumbres y espinacas. Las otras formas comercializadas son de absorción muy limitada, lo que produce el problema de tener que ser acumuladas hasta que poco a poco el organismo pueda absorberlo. Los tratamientos prolongados producen pigmentaciones azules o violetas en la zona gástrica.

Mercurio:

Este es uno de los metales más dañinos para los seres vivos, ya que su gran peso molecular hace casi imposible su eliminación. Los peces, especialmente los azules, así como el hombre, son los más sensibles a su contaminación, la cual se produce por la elaboración de papel, entre otros.

Dado que su acumulación en el cuerpo es casi irreversible, salvo que se empleen minerales quelantes, en las personas mayores se perciben fácilmente señales pigmentadas grises en el cerebro y la médula espinal de un color metalizado azul.

Morfina:

Las marcas que deja son lineales, en la zona exterior del iris.

Plomo:

Aunque ya bastante menos presente en los hogares, todavía quedan numerosas cañerías antiguas por los cuales circula el agua potable. También lo encontraremos en tintes, pinturas, toner y utensilios manuales, aunque está prácticamente eliminado de los lápices infantiles.

La pigmentación es metálica, gris azulada, concentrada en hígado, cerebro y médula espinal.

Quinina:

Al tratarse de un medicamento en principio imprescindible para el tratamiento de la malaria, lo único que podemos observar en el iris es si se está administrando un exceso que pueda ser tóxico. La coloración es verde o amarilla, localizada en el bazo y el hígado, aunque en un principio puede existir con preferencia en la zona gástrica.

Sodio:

El exceso de sal se concentra en la zona externa del iris.

Yodo:

Está presente en la mayoría de los complejos minerales que se venden sin receta, aunque la dosis administrada no suele ser superior a las demandas orgánicas. El exceso o un mal aprovechamiento del ingerido, genera manchas amarillo rojizas en la zona del tiroides, el páncreas y los riñones.

Zinc:

Su color gris se percibe fácilmente en el área gástrica, cerebro y médula espinal.

EL IRIS POR SECTORES

La clasificación del iris por sectores o los mapas topográficos, facilitan sensiblemente la localización de las zonas afectadas por la enfermedad y nos permiten apuntar en ellos las marcas tal y cual las vamos observando. Posteriormente lo ideal sería observar nuestras propias anotaciones con más detenimiento, buscando nuevas pistas que nos aclaren la causa y el origen de las enfermedades.

Pero ello no quiere decir que basta con la observación del iris, sus marcas y colores, para que establezcamos el diagnóstico de alguna enfermedad, ya que de igual manera que un análisis de sangre no nos clarifica qué enfermedad tienen el paciente (es solamente una guía que debe complementarse con otras exploraciones), el iris nos indica el camino que debemos seguir para averiguar la patología del enfermo, pero nunca constituye la prueba definitiva ni excluye a las otras.

Unido a esto el aprendiz de iridiología se encuentra con un problema añadido y es que no existe un solo mapa sectorial del iris si no varios, algunos con diferencias muy importantes en cuanto a la localización del cuerpo humano. Y aún hay más. Una vez que se adquiere experiencia con la observación del iris nos damos cuenta que ninguno de los mapas existentes es perfecto y que todos hablan de zonas orgánicas que quizás no se correspondan con lo que nosotros vemos.

Por ejemplo: un paciente nos relata que hace muchos años tuvo un accidente en una pierna y desde entonces su función está bastante limitada, deseando saber la gravedad de su mal y las posibilidades de curación. Cuando le observamos su iris en la zona que corresponde a su pierna enferma, lógicamente deberíamos encontrar esa marca indeleble del accidente, pero ahí no hay nada. Pero si por casualidad observamos el otro iris contrario a su pierna, veremos allí esa marca que estábamos buscando, lo que en principio no parece lógico. Pues esta contradicción sobre lo que es derecha e izquierda en el iris es solamente la primera de las diferencias que nos vamos a encontrar.

Las diferencias de localización de un órgano entre unas personas y otras pueden deberse a un factor lógico: los seres humanos no tenemos los órganos situados a la misma altura ni en el mismo sentido, por la simple razón de que todos somos diferentes entre sí. Del mismo modo que nadie tiene las mismas huellas digitales, tampoco hay que pretender que el corazón, por ejemplo, esté situado exactamente a la misma distancia de los pulmones, ni su intestino posea la misma longitud y anchura. Ese es el principal motivo y no otro de que los mapas topográficos existentes no puedan ser válidos para todo el mundo y solamente nos sirvan de referencia. Una solución muy válida es tomar como base uno de los mapas más aceptados, como por ejemplo el del Dr. Bernard Jensen, y sobre él ir dibujando y corrigiendo los datos personales del paciente que estemos examinando. Conociendo su historial médico y sus enfermedades seguras y probables, podremos corregir en poco tiempo el mapa estándar y hacer uno totalmente personalizado.

Con el paso de los meses y después de observar muchos iris, así como de confirmar docenas de diagnósticos, nuestra capacidad analítica habrá aumentado muchísimo y ya no consideraremos los mapas topográficos como algo seguro, sino solamente como una guía. A partir de entonces, la iridiología será una buena manera de establecer un diagnóstico, pero nunca algo certero ni mucho menos que nos permita excluir otros métodos de exploración.

La exploración:

Una vez que hemos establecido contacto con el paciente y éste nos ha relatado sus problemas de salud y sus opiniones, realizaremos nuestro propio interrogatorio el cual nunca suele coincidir con lo que el paciente está habituado a escuchar en su recorrido por la medicina oficial. Las preguntas no deben ir orientadas en relación a la enfermedad que nos relatan o que el paciente sabe con certeza que tiene, sino al conjunto de su cuerpo ya que de no hacerlo así estaríamos cayendo en el error de tratar enfermedades y no enfermos.

Una vez que hemos apuntado o memorizado todo lo que consideramos esencial en nuestro interrogatorio, es el momento de analizar el iris, pero, al igual que antes, no debemos buscar obsesivamente signos sobre una enfermedad concreta, ya que estamos chequeando a una persona, no a su enfermedad.

Estos son los pasos esenciales que debemos seguir:

1. Ya tenemos al paciente sentado y es el momento de explicarle en qué consiste la exploración del iris, advirtiéndole que no nos interesa en ese momento la salud de su ojo, sino lo que vamos a leer en él.

2. No obstante, lo dicho anteriormente, es esencial saber si tiene alguna enfermedad ocular, como puede ser miopía, hipermetropía, cataratas o alergias, entre otras, ya que puede que nos oculten o alteren los signos iridianos.

3. La primera exploración la realizaremos sin ayuda de ningún instrumento, ya que vamos a mirar el estado de salud de su ojo para excluir cualquier cosa que nos pueda dar lugar a errores de diagnóstico o molestar al paciente innecesariamente.

4. La luz ambiental conviene que no altere mucho la temperatura de color del ojo, siendo conveniente que la habitación esté iluminada por la luz exterior o, en su defecto, que contemos con una lámpara de al menos 100 vatios de potencia con nos suministre luz azul. De todas maneras, la experiencia nos dice que incluso con temperaturas de color muy bajas que deriven al amarillo o tonos cálidos, no suelen existir problemas para realizar el diagnóstico.

5. Debemos tener una pequeña linterna (parecidas a un bolígrafo) de luz direccional que a ser posible esté dotada de una

lámpara halógena la cual además de tener una temperatura de color más adecuada, concentran mejor la luz y dan menos calor.

6. La lupa básica es conveniente que esté dotada también de una luz frontal, algo menos potente que la lateral, ya que así percibiremos mucho mejor el conjunto del iris sin que la luz lateral nos oculte marcas que no tienen relieves. La lupa no deberá tener más de cuatro aumentos, e incluso la mayoría de las personas trabajan mejor con dos, siendo lo más importante que no produzcan aberraciones en los laterales. Para comprobarlo deberemos mirar cualquier texto a diferentes distancias, con el fin de averiguar las posibles aberraciones. También encontraremos lupas del mismo tipo que las que se utilizan en oftalmología, las cuales permiten el intercambio de lentes de aumento con gran rapidez, así como la graduación de la intensidad del foco luminoso. Aunque parecería lógico recomendarlas por ser más completas, al cabo de poco tiempo estaremos utilizando solamente una de las lentes y una intensidad de luz igual para todo el mundo, con lo cual habríamos pagado un precio excesivo por algo que al final no vamos a utilizar. Sería como disponer de veinte camisas distintas en nuestro armario, la mayoría de las cuales apenas si son aptas para nuestra vida cotidiana. Como resumen: una lámpara direccional para las exploraciones laterales y una lupa sencilla con una pequeña luz frontal.

7. Ahora es el momento de comenzar a explorar el ojo evitando que en los primeros momentos la luz más potente incida sólidamente en la pupila. De notar una reacción negativa por parte del paciente a la luz, puede ser indicio de que padece fotofobia, lo que obligaría, o bien a acortar la exploración, a bien a no emplear luz directa por un tiempo superior a cinco segundos seguidos.

8. Si el paciente no es capaz de abrir por sí mismo los párpados lo suficiente como para dejar al descubierto todo el iris, deberemos hacerlo nosotros mismos procurando no forzarlos. Es muy importante recordar que en el supuesto de notar alguna

molestia durante la exploración por parte del paciente deberemos suspenderla momentáneamente.

9. El chequeo del iris, por muy inofensivo que sea, suele ser algo molesto para el paciente ya que debe permanecer con la mirada fija puesta en el sitio que le indiquemos, aguantar un foco luminoso incidiendo con firmeza en su ojo y tratar de no cerrar los párpados a pesar de necesitarlo. Por eso, insisto, las exploraciones deben ser muy cortas.

10.Con el fin de conseguir un mapa topográfico del iris en cuestión lo más completo posible, analizaremos zona por zona, permitiendo así un pequeño descanso mientras hacemos las anotaciones.

11.Un detalle que puede pasar desapercibido es que estamos trabajando con un gran acercamiento al paciente, apenas unos milímetros, y esto puede dar lugar a situaciones no deseadas tanto por algún posible roce involuntario entre ambos, como por la expulsión del aliento. Este último detalle es importantísimo para que el paciente no nos rechace, debiendo mantener una limpieza escrupulosa de nuestra boca y evitando hablar de lo que vemos mientras le observamos. Los comentarios los haremos posteriormente, cuando las distancias ya no sean tan cortas.

12.Primero analizaremos un tipo determinado de signos, como pueden ser los círculos, para pasar en otras sucesivas fases a observar las grietas, lagunas o surcos. Finalmente, anotaremos los diferentes colores de las pigmentaciones.

13.Un análisis más minucioso, que normalmente no es necesario, puede incluir el uso de otras lentes de aproximación, nuevas luces, o incluso el uso de microscopios y fotografías.

14.Todo cuanto hayamos observado deberemos apuntarlo en el mapa topográfico de referencia, anotando además la fecha y el nombre del paciente.

Otras consideraciones de interés antes de comenzar la exploración:

- Cuando un órgano no está situado en el sector estándar es posible que se deba a un desplazamiento motivado por una enfermedad o accidente, más que a un error del mapa.
- El aparato digestivo normalmente se va desplazando hacia abajo con el paso de los años, dato que hay que tener muy en cuenta.
- No hay ningún mapa iridiológico perfecto y lo mejor es escoger aquel que se adapte a nuestras propias observaciones, no adaptarnos nosotros al que tengamos delante. En concreto, el mapa y las conclusiones del Dr. Jausas "La iridiología renovada", no son aceptados por todos e incluso para muchos son un error.
- No hay que olvidar que los órganos dobles, como las piernas o aquellos que tienen una configuración central, como la garganta, no tienen que estar forzosamente situados en ambos ojos o correspondiendo al lado mismo del cuerpo. Por algún motivo reflejo la anomalía de una pierna, valga el ejemplo, puede verse reflejada en la pierna sana.
- Una parte corporal enferma puede dejar señales en diferentes zonas del iris y esto, que en principio puede parecer algo desconcertante, nos será de gran ayuda para confirmar un diagnóstico. Por ejemplo: una insuficiencia cerebral estará marcada lógicamente en la zona cerebral, pero también dejará huella en los anillos correspondientes al riego sanguíneo y posiblemente en el correspondiente al sistema nervioso. Las afecciones de la corona relativas al sistema neurovegetativo pueden coincidir con alteraciones del estómago, del mismo modo que una enfermedad de garganta afectará también al sistema linfático.
- Las intoxicaciones por drogas y los envenenamientos, lógicamente deberán dejar señales en todos los órganos afectados, entre ellos el hígado y el cerebro. Una enfermedad de la piel, que lógicamente se verá reflejada en el anillo correspondiente, también nos llevará a la zona corporal causante de la enfermedad, lo que nos permitirá realizar un diagnóstico

mucho más preciso que con otros métodos analíticos más comunes.

LOS DIVERSOS SECTORES

El cerebro:

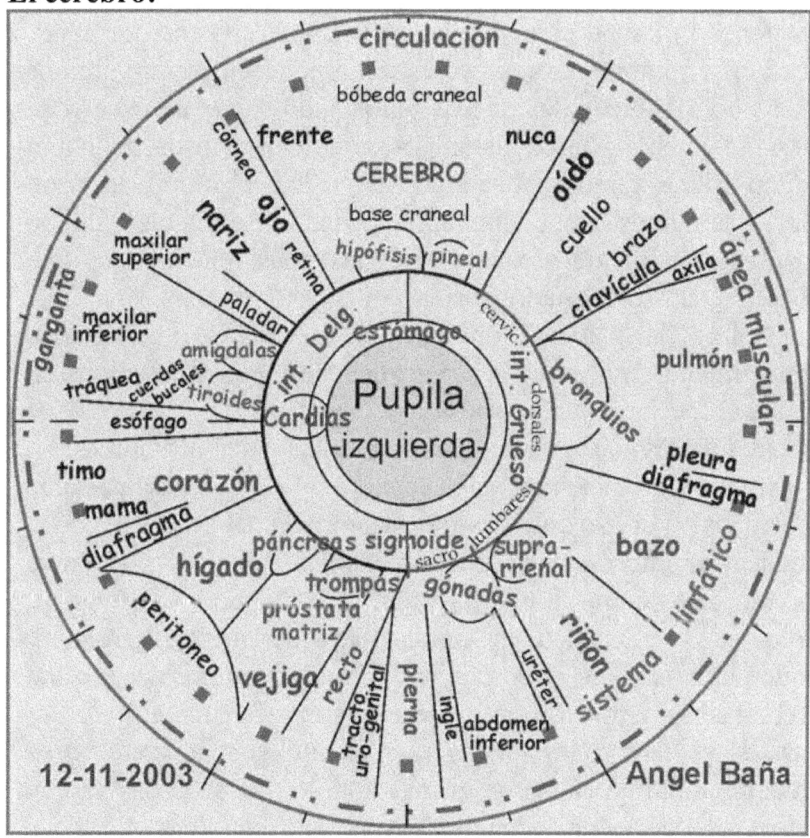

Está situada en la parte superior del iris y según la semejanza con un reloj, abarcaría desde las once horas a la una. El centro vital correspondería exactamente a las doce en punto y la glándula pituitaria ocuparía la parte inferior central; todo ello en ambos ojos al tratarse de un órgano central.

Inmediatamente a esta zona central tendríamos la parte que rige el sistema locomotor, el área que rige los 5 sentidos, la que controla la tensión arterial, el centro del habla, la memoria y las habilidades mentales, mientras que el equilibrio estaría situado en el iris izquierdo y el impulso sexual en el derecho. La médula espinal se localiza justo al terminar este cuadrante cerebral.

En cuanto a las enfermedades que podemos observar en esa zona hay que tener en cuenta que muchas no corresponden a afecciones inflamatorias, ya que son habituales las hemorragias, encefalitis, tumores o abscesos. Con frecuencia observaremos zonas nerviosas irritadas que se ven cuando existe un exceso de actividad cerebral, hipertensión por motivos nerviosos, así como cuando están alterados el sentido del gusto, del oído o la vista. Como ya hemos dicho con anterioridad, la alteración de un órgano normalmente afecta a otros sistemas relacionados que deberemos analizar igualmente.

Un dolor de cabeza obviamente deberemos chequearlo primeramente en la zona cerebral, incluso en aquellos casos en los que sospechemos de causas emocionales.

No hay que olvidar que, según las creencias más difundidas, en el cerebro se encuentra el centro que rige todas nuestras emociones y por eso ante cualquier anomalía del carácter o de la conducta será necesario realizar un examen exhaustivo. Factores tan complejos como el ego, la valentía, el miedo o la intuición, parece ser que residen en alguna parte de nuestro cerebro y aunque ello sea algo poco tangible y nada demostrable, la zona cerebral será siempre una zona de análisis preferente.

Tanto si el cerebro es lo que rige la inteligencia, como si es capaz de comunicarnos con el más allá, lo que sabemos ya con certeza es que es un órgano que necesita ejercitarse para no atrofiarse, existiendo muchas pruebas que demuestran que la denominada "demencia senil" no es sino una falta de ejercicio cerebral. Este dato no ha sido tenido en cuenta nunca ya que la demencia senil ha llegado por igual a grandes literatos y científicos que al resto de la población, lo que ha llevado al error de creer que la causa estaba en alguna anomalía cerebral y no en la falta de ejercicio. Una persona de tanta valía científica se suponía que debía ejercitar su mente de por vida.

Pero con el tiempo hemos visto que un ejercicio, sea mental o físico, realizado siempre de la misma manera y en el mismo sentido, terminar por dañar a la zona afectada, por muy saludable o intelectual que sea.

De la misma manera que al trabajador manual, al obrero o al agricultor, se le pide que ejercite su mente con problemas más intelectuales y matemáticos, a los expertos en ciencias también se les debería pedir que pongan la mente de vez en cuando en labores más artesanales y sencillas. Por tanto, no nos debe extrañar que la demencia senil llegue a todas las personas que solamente han dedicado su vida a una sola labor, por científica que sea ésta.

Además de los problemas puramente psíquicos el cerebro es muy sensible a los traumatismos, los cuales dejan huella en el iris con una hendidura oscura, fácilmente localizable.

Los problemas del equilibrio y los zumbidos de oído también se reflejan en el cerebro, ya que a fin de cuentas son facultades que requieren el concurso de varias partes. Por ello deberemos buscarlo en la zona correspondiente al oído y también en la cerebral. En la oreja comprobaremos la congestión, las deformaciones, la inflamación, bien sea en forma de hendiduras o lagunas, mientras que en el cerebro debemos buscar marcas de insuficiencia circulatoria.

Es muy importante en la pérdida de la memoria, los mareos o el equilibrio inestable, preguntar al paciente si está tomando calmantes, antihistamínicos o somníferos, ya que en muchísimas ocasiones son los causantes de las afecciones cerebrales. Una gran mayoría de ancianos a los que se les diagnostica demencia senil, son solamente personas a los cuales se les suministran sedantes. Estos medicamentos desconciertan al enfermo, les aturden, y les obligan a adoptar una postura hostil, al mismo tiempo que le producen pérdida de memoria. Todo ello lleva al médico a diagnosticar una demencia senil donde solamente existe una intolerancia a los medicamentos. Por ello, lo primero es eliminar la medicación y luego establecer el diagnóstico.

Aunque con bastante menos frecuencia y exactitud, también podremos analizar en esta zona las afecciones hipofisarias, el córtex cerebral o el cerebelo, pero la precisión es muy pequeña, lo mismo que la experiencia en este sentido. No obstante, estas zonas son de interés cuando existen anomalías en las vértebras cervicales, ya que de alguna manera afectan también al cerebro a través del sistema nervioso y circulatorio.

La cabeza:

Siguiendo con la similitud con un reloj, la zona de la cabeza abarca desde algo más de las diez horas hasta justo las dos, comprendiendo en el iris derecho el oído, los mastoides, la frente y la sien, el ojo derecho, la mandíbula superior, la nariz y la boca. En el iris izquierdo encontraremos la mandíbula superior, el ojo izquierdo, la frente y sien, los mastoides y el oído.

De especial interés está toda la patología de la boca y dientes, incluidos aquellos cariados, ya que una extracción dental quedará siempre como una mancha indeleble que nos acompañará toda la vida. La dentadura la podemos localizar perfectamente en una zona comprendida entre la una y las dos del iris derecho y las diez y las once del izquierdo. En ese lugar también se encuentran frecuentemente signos relativos a la nariz e incluso la lengua, por lo que puede dar lugar a errores de interpretación si no lo completamos con otros métodos de diagnóstico. También dejan una señal bien clara, con rayas negras, los traumatismos de la mandíbula y la nariz.

Las alteraciones del ojo son especialmente visibles en caso de golpes, pero no existe nada para diferenciar una miopía de un astigmatismo. Sin embargo, las carencias nutritivas que afectan a la visión sí pueden ser detectadas si buscamos las marcas blancas adecuadas.

También son muy fáciles de encontrar marcas de traumatismos en la frente, ambas sienes, aunque al tratarse de partes óseas en las cuales no existen otros órganos vitales tan superficiales, las señales quizás no tengan una importancia vital.

Respecto a la nariz, debemos señalar que es un órgano que se refleja muy bien en el iris, incluso en aquellas patologías como sinusitis crónicas o desviaciones del tabique. Dado que los signos de la enfermedad pueden ser muy diversos, la exploración nos puede clarificar una gran cantidad de anomalías.

Cuello y hombro:

Comprenden partes tan habitualmente enfermas como las amígdalas, la laringe y la faringe, situadas en la zona derecha del iris derecho y la izquierda del izquierdo, así como la glándula tiroides. También encontraremos las cuerdas vocales y la tráquea en ese mismo lado, todo ello en una zona comprendida entre las dos y las tres del iris derecho y las diez y las nueve del izquierdo. En el lado contrario están los hombros, cada uno en su iris correspondiente y el cuello. Respecto a la zona posterior, la nuca y el cuello que linda con la espalda los encontraremos en otra zona correspondiente a la columna vertebral.

También podemos ver situado en esta zona, aunque no en todos los mapas, el bulbo raquídeo, cuya patología es bastante desconocida por lo infrecuente que resulta una alteración allí. No obstante, nos podemos encontrar con alteraciones de la visión o de los músculos de la cara, los cuales tienen su origen en una inflamación del bulbo raquídeo, de la misma manera que también puede estar afectados la capacidad gustativa y sensitiva de la lengua y el oído.

Insistiendo en esta zona tan poco conocida, habrá que tenerla muy en cuenta en cualquier alteración del apetito, de la secreción de saliva, del sueño y del sudor que no responda a los tratamientos convencionales. El problema surgirá cuando, a pesar de que hayamos identificado el origen del mal en el bulbo raquídeo, no podamos poner ningún tratamiento que actúe directamente, debiendo conformarnos con algo puramente sintomático.

En esa misma zona, pero en dirección a la pupila, nos encontramos con la primera porción de los bronquios, lugar bastante habitual de numerosas patologías crónicas, especialmente en personas mayores. Todo el aparato bronquial se refleja muy bien en el iris y podemos saber con bastante precisión la gravedad o levedad de las enfermedades, ya que las pigmentaciones son muy corrientes. Sin embargo, hay que recalcar que en esta zona interna se aprecia solamente una porción de los bronquios, la zona alta coincidente con la garganta y la glándula tiroides, circunstancia que nos ayudará a diferenciar la zona afectada.

Las amígdalas son muy frecuentes que aparezcan marcadas por rayas negras, no solamente cuando han sido extirpadas, sino cuando están sometidas a inflamaciones repetidas, algo muy frecuente en los niños. La diferencia la encontraremos en la tonalidad de la pigmentación. Su observación requiere algo de paciencia ya que las encontraremos señaladas por una minúscula marca, a veces un pequeño punto, siendo muy difícil diferenciar la laringe de las cuerdas bucales y éstas de las amígdalas. Se hace necesario por tanto una exploración complementaria para no equivocarnos.

En personas mayores es muy normal encontrar las marcas inflamatorias en la zona de las cuerdas bucales, ya que con el paso de los años las amígdalas van perdiendo actividad, justo cuando el sistema defensivo es eficaz.

Pulmones y corazón:

Comprenden una zona muy extensa en el iris, de igual manera que también los son en el conjunto de nuestro cuerpo. En el iris derecho los encontramos entre las nueve y las diez de su lado externo, y en el izquierdo entre las tres y las cuatro de la zona externa. En la misma situación "horaria", pero en el interior, se manifiestan la parte baja de los bronquios.

De gran importancia tenemos también al corazón, el cual lógicamente lo encontramos en el iris izquierdo, coincidiendo en la parte interna con la zona bronquial. Un poco más pequeño está la arteria aorta a su llegada al corazón, pero tan minúscula que solamente la percibiremos como un pequeño punto en los casos de alguna patología de importancia. Con un poco de experiencia, ambas partes, corazón y aorta, se identifican en seguida en personas muy mayores, ya que la mayoría suelen tener su corazón en mal estado.

Cualquier signo cardíaco será siempre pequeño y aunque hay escuelas que afirman que las aurículas y los ventrículos se encuentran perfectamente diferenciados, cada uno en su iris correspondiente, creemos que no es correcto y que es prácticamente imposible separar cada parte del corazón. De todas maneras y teniendo en cuenta que de lo que se trata es de averiguar patologías cardíacas de una manera genérica, no de diferenciar el tipo de patología (esto corresponde a otro tipo de pruebas), bastará con chequear el corazón en el cuadrante izquierdo.

Las afecciones cardíacas más frecuentes ya hemos dicho que corresponden a las personas mayores de cincuenta años, aunque la insuficiencia mitral se da en las mujeres y la infancia, causadas muchas veces por afecciones reumáticas. Un dato a tener muy en cuenta es que la patología hepática puede afectar al corazón y por ello es necesario chequear ambos órganos.

Las alteraciones cardíacas crónicas, no consecuencia de un infarto, las observaremos en forma de lagunas, incluso de gran tamaño, lo que nos indicará una gran influencia del sistema nervioso. Cuando encontremos varios puntos juntos puede ser indicativo de una inflamación de las válvulas.

Las alteraciones cardíacas normalmente son crónicas, no se declaran de manera espontánea, y suelen manifestarse después de alteraciones de larga duración en otras zonas orgánicas. Estas alteraciones van produciendo anormalidad en los tejidos e inflamaciones de naturaleza fibronosa, momento en el cual la lesión cardíaca quizás se sea irreversible, aunque no grave. Una vez que los tejidos se han endurecido y las válvulas cardíacas acusan este endurecimiento, es imposible retornar a la situación anterior.

El corazón y especialmente el miocardio, sufren mucho el deterioro orgánico en general, ya que al esclerosamiento de los vasos sanguíneos hay que añadir la mala nutrición que padece y al trabajo excesivo que tiene que realizar para seguir suministrando oxígeno.

La patología cardíaca se percibe con claridad en el corazón, incluso la de las coronarias, básicamente como manchas oscuras y rayas negras de corta longitud. No es extraño que estas señales se perciban simultáneamente a otras en la zona renal, intestinal o hepática, especialmente cuando la enfermedad es ya muy antigua. Con el paso de los años la degeneración celular se percibe en el iris con suma facilidad, señal de un pronto final letal.

La zona pulmonar está situada lindando con la parte externa del iris y con los bronquios por la zona interna.

Es bastante bien visible, estando la parte superior llegando a la zona horaria de las diez, la inferior en las nueve y, curiosamente, la zona media entre ambas, pero más abajo. Si el lector tiene dificultades para situar cada zona mentalmente, puede consultar el mapa topográfico que se incluye.

La patología pulmonar que podemos encontrar es muy amplia, ya que es muy frecuente en los fumadores y en personas que viven en grandes ciudades. Las hemorragias pulmonares (hemoptisis) suelen dejar puntos negros muy minúsculos que obligan a mirar con detenimiento, mientras que las bronquitis se observan casi a simple vista en forma de laguna, cerrada para los casos más graves. Cuando la lesión es más importante veremos señales de antiguas cicatrices e incluso en habitual que las cavernas tiendan a expandirse, lo que indicaría que la afección no se detiene con el paso de los años.

Otras patologías que se observan en esta zona son el neumotórax, en forma de laguna despigmentada, lo que indicaría un estado de debilidad en los pulmones o una sensibilidad especial para padecer enfermedades pulmonares, algo muy habitual en personas que han padecido tuberculosis en la niñez.

Las inflamaciones del sistema respiratorio las veremos siempre como señales en relieve, necesitando para ello una lámpara auxiliar lateral, pero de poca extensión, mientras que las enfermedades crónicas se manifiestan en forma de manchas más amplias, con una coloración que tiende al negro al paso de los años.

Una función importante del aparato respiratorio es la de eliminar multitud de sustancias volátiles, por lo que en ciertos caos esta misión puede verse sobrecargada. Por fortuna, se trata de uno de los sistemas orgánicos con mejor capacidad para la regeneración y una vida saludable dejará a los pulmones en estado óptimo. El asma, por ejemplo, se caracteriza por ataques intensos de disnea nocturna, con lo cual el organismo entra en un estado de acidosis que producirá a su vez otras enfermedades. Esta enfermedad la podemos localizar observando conjuntamente la zona pulmonar y la de la piel, así como en el sistema linfático. Todos tendrán un aspecto sucio, oscuro, el cual se puede extender al hígado, bazo y sistema renal.

Tórax, costillas y resto del sistema respiratorio:

Entre las ocho y las nueve de la parte externa del iris derecho y las tres y las cuatro del iris izquierdo, encontraremos la zona del tórax, desde el esternón hasta las costillas flotantes. Algunos autores encuentran también a la pleura, ese tejido que envuelve los pulmones, pero es tan difícil de diferenciar de la zona ósea del tórax que no es conveniente realizar diagnósticos en este sentido.

Lo que si se puede encontrar es la patología mamaria femenina y con mucha más dificultad la masculina. Las alteraciones de los pechos, especialmente cuando hay quistes, mastopatías e incluso en presencia de cáncer de mama, son fácilmente detectables en la zona correspondiente al esternón. Los abscesos mamarios y las anomalías en el pezón, se pueden observar como signos inflamatorios, mientras que las patologías más graves o los quistes benignos, los veremos en forma de puntos negros o como lagunas redondas en los casos en los cuales la enfermedad se disemina. Es frecuente encontrar varias lagunas juntas, pero al igual que con otras patologías que pueden asustar al paciente, es imprescindible el interrogatorio y otros análisis complementarios antes de hablar de una afección grave que quizás no exista. El iris, aunque es un buen método de diagnóstico, puede dar lugar a errores de apreciación no solamente por su reducido tamaño, sino también porque en una misma zona pueden corresponder varias partes corporales.

Plexo solar:

Aunque no está presente en todos los mapas topográficos del iris se trata de una zona de suma importancia en el estrés, neurastenias, úlceras gastroduodenales y estados de gran agresividad o emotividad.

Lo podemos encontrar situado en las cuatro en punto del iris izquierdo, en su cara interna, pegado a una porción del colon que veremos después. Al igual que en el cuerpo, se trata de una zona redondeada, a la cual confluyen una gran cantidad de nervios, la mayoría con una influencia decisiva en el funcionamiento digestivo. Cualquier alteración de este sistema perturbará nuestra salud y nos conducirá a un estado crónico de inestabilidad nerviosa.

Cuando una persona manifiesta que le duele el estómago a causa de los nervios o que se le han fijado los nervios en el estómago, está relatando una hiperactividad del plexo solar, una irritación de esa zona. Curiosamente, el iris refleja perfectamente esta anomalía y es frecuente observar a las personas muy nerviosas con importantes marcas en el iris, casi siempre negras. Afortunadamente nunca se trata de una enfermedad grave, pero se hace necesario tranquilizar el estado emocional de la persona afectada para que no termine con otras enfermedades orgánicas.

El plexo solar afecta al buen funcionamiento del corazón, de los pulmones, de la digestión y del comportamiento sexual.

Espalda y columna vertebral:

Se sitúa en el iris derecho entre las cuatro y las cinco y en el izquierdo entre las siete y las ocho, comprendiendo desde la cadera hasta las vértebras cervicales.

Se trata de una de las zonas reflejas mejor definidas en el iris, del mismo modo que también se refleja con facilidad en el pie y la mano, motivo por el cual es muy fácil diagnosticar anomalías con bastante precisión. Aunque en otros mapas topográficos del iris se localiza en una zona circular que bordea la parte externa del collarín, nuestra experiencia es clara en este sentido ya que siempre la hemos localizado en el lugar que describimos.

El motivo de la confusión o la controversia quizás reside en la médula espinal, la cual se puede encontrar en la corona al tratarse de una parte vital del sistema nervioso, originándose allí numerosas irritaciones y patologías en ocasiones muy dolorosas o graves. De cualquier manera y dado que las alteraciones del sistema óseo de la columna vertebral perjudican también a los músculos, ligamentos y nervios adyacentes, en ocasiones es difícil diferenciar lo que es un dolor articular o lo que se debe a un problema muscular.

La columna vertebral nunca se debe analizar ni tratar de manera aislada ya que afecta, no solamente a las zonas ya indicadas, sino también al cuello, la cabeza, el esófago, la vejiga y la zona genital, alteraciones que entonces sí podremos localizar en el collarín.

La patología más habitual es la relativa a bloqueos cervicales, pinzamientos vertebrales, lumbalgias y columna desviada en forma de lordosis o escoliosis. En el iris es difícil diferenciar una vértebra de otra, ya que están demasiado próximas entre sí para realizar un matiz tan exacto, pero si compaginamos este chequeo con la reflexoterapia podal y la exploración manual, precisaremos con una exactitud total la vértebra o vértebras afectadas, incluso con tanta precisión como una radiografía.

Cuando se trata de un pinzamiento vertebral o un traumatismo - antiguo o moderno - observaremos una minúscula raya negra pero lo suficientemente clara como para que no haya lugar a dudas. Si están afectadas las zonas musculares las manchas serán como pequeñas lagunas pegadas a la columna y si se trata de una desviación la línea negra será bastante larga, casi como un radio completo.

Cuando la marca aparezca cerca de una zona vital, como puede ser la vejiga, será conveniente chequear también esa parte por si aparece alguna anomalía.

Vejiga:

La encontraremos inmediatamente debajo de la pelvis, casi coincidiendo con la hora cinco del iris derecho y las siete del izquierdo. Se reflejan con facilidad los estados congestivos, las cistitis crónicas cuando hay un proceso inflamatorio y por supuesto los tumores. Cuando se trata de un proceso bacteriano normalmente no se refleja ya que lógicamente se resuelve con rapidez, salvo que la infección ascienda a los riñones.

Cuando la inflamación es muy generalizada y repetitiva es cuando deja ya una huella en el iris e incluso puede extenderse a otras zonas limítrofes.

Las lagunas nos indicarán quizás tuberculosis antiguas o latentes y si están en franca depresión o hundidas, será señal de alteraciones mixtas de vagina, útero o recto. En el caso de encontrar zonas con poca pigmentación será por debilitamiento de los tejidos, incontinencia de orina, prolapso de vejiga o cuando menos vejiga neurógena con micciones frecuentes.

La presencia de cálculos no es frecuente ya que suelen emigrar con facilidad, bien sea ascendiendo o saliendo al exterior, y no permanecen mucho tiempo en la vejiga. Por lo que cuando se observe la presencia de un pequeño punto quizás se deba a pólipos.

Útero, próstata, vagina:

Se trata de tres zonas corporales que suelen dejar marcas en el iris con mucha frecuencia y hasta podríamos decir que al menos un 75% de las mujeres adultas tienen ya algún tipo de pigmentación en esa zona.

La encontramos justo en la hora cinco del iris derecho y las siete del izquierdo, ya que se trata de zonas sitiadas en la parte central del cuerpo, por lo que es lógico que las veamos en ambos iris.

Obviamente la parte de la vagina ocupa más espacio que la del útero y la próstata, y ambas limitan con el intestino y el sistema nervioso.

Lo normal en las afecciones de próstata es encontrar signos inflamatorios, aunque también encontraremos un signo igual en la blenorragia hasta el punto en que se puede formar una laguna en el caso en que la infección haya sido importante. Cuando la próstata deja de funcionar el signo será depresivo.

En la mujer son frecuentes los desprendimientos de la matriz, la retroversión uterina y las infecciones uterinas que pueden abarcar toda la mucosa o solamente el cuello. Los partos, la blenorragia o los abortos, dejan marcas inflamatorias durante mucho tiempo, pero en los acasos en los cuales haya existido infección importante puede desarrollarse una laguna abierta y cerrarse si es un estado crónico. El raspado también da lugar a la formación de lagunas.

La leucorrea dejar marcas de inflamación, mientras que los fibromas lo hacen en forma de puntos negros.

Manos y brazos:

Se localizan a las ocho horas en el iris derecho y a las cuatro del izquierdo, pero no es fácil evaluar la patología de esas extremidades, salvo en casos de traumatismos antiguos. Su proximidad a unas zonas tan importantes como son el hígado y la vesícula biliar, con frecuencia bastante afectadas en la mayoría de la población, hace que los errores de localización puedan ser habituales.

Y es que las afecciones hepatobiliares, salvo cuando existe la presencia de cálculos, se manifiestan mediante manchas o lagunas bastante extensas, que incluso pueden invadir las zonas próximas y dar lugar a confusiones en el diagnóstico. Solamente en aquellos casos en los cuales el motivo de la consulta sea precisamente un dolor en el brazo o en la mano derecha, es posible centrarse en buscar una marca concreta en el iris.

Otro aspecto que no debemos olvidar es que la zona refleja de la mano es normalmente tan extensa como la del brazo y ello ha motivado el hecho de que se pueda diagnosticar una enfermedad reumática, por ejemplo, muy extendida al brazo, cuando en realidad apenas si está centrada en los dedos de la mano. El motivo para esta diferencia con relación al tamaño pudiera estar en la complejidad de las funciones de la mano, muy superiores a las del brazo, especialmente por la gran cantidad de red nerviosa que la controla, así como por la abundancia de huesos.

En el iris izquierdo, sin embargo, las confusiones no suelen darse, ya que al coincidir con el bazo lo más habitual son las enfermedades reumáticas y traumáticas de la extremidad y no las afecciones del bazo, bastante menos frecuentes. Aún así, y el hecho de que el plexo solar esté lindando con el brazo puede igualmente dar lugar a confusiones, especialmente en la patología del codo, la cual suele dejar una marca similar a un sistema nervioso muy irritado a nivel del plexo solar. Una vez, la experiencia y los chequeos complementarios, dejarán las cosas sin lugar a errores.

Hígado, vesícula biliar:

Lógicamente, la localización en el iris de estas dos glándulas debe estar en el lado derecho, en una zona próxima a las ocho. El hígado se encuentra en una amplia zona exterior en sentido longitudinal, mientras que la vesícula se sitúa a continuación, en línea recta al duodeno que estudiaremos más adelante. Basta recordar que la bilis es vertida al canal duodenal, para entender que en el iris la posición no podría ser de otra manera. En esa misma zona y pegada totalmente a la masa hepática, está la vena porta, lo que explica sin lugar a dudas la gran influencia que tiene el hígado en las enfermedades venosas, hasta el punto que se considera que es mejor tratar unas varices mejorando la función hepática que actuando directamente sobre el sistema venoso.

Por eso es normal que las afecciones hepáticas se extiendan en el iris en diversas direcciones, como puede ser hacia la vesícula biliar o hacia el colon. Cuando las marcas llegan próximas al collarín la anomalía es casi siempre de origen biliar, especialmente en las mujeres, las cuales tienen esta víscera casi siempre con insuficiencia, sobrecargada o con cálculos en una proporción de 10 mujeres por cada varón.

Cualquier signo inflamatorio en esa zona nos indicaría una colecistitis, estreñimiento crónico o insuficiencia biliar, mientras que cuando se detectan pequeños puntos negros la causa es con toda seguridad cálculos y arenillas biliares. Las marcas inflamatorias indicarían insuficiencia biliar, mientras que si observamos lagunas es porque la vesícula no retiene suficiente bilis, quizás a causa de una alteración hepática.

Referente a los cálculos hepáticos es bastante habitual que se muevan de sitio, que emigren parcialmente, e incluso que lleguen a desaparecer después de un tratamiento natural adecuado, siendo este un método de diagnóstico bastante preciso para saber el resultado de un tratamiento. Las extirpaciones de vesícula también dejan una huella indeleble en el iris que en ocasiones puede dar lugar a confusión en el iridiólogo si antes no ha tenido la precaución de preguntar al paciente. No debemos olvidar que un médico, sea naturista o químico, no es un adivino ni un brujo, y que si el paciente le confunde o no le cuenta todo cuanto de interés pueda saber, el facultativo puede equivocarse en su diagnóstico.

Este caso es bastante habitual en la medicina natural, ya que el enfermo acude a ellos después de haber escuchado "milagros" y curaciones espectaculares y gentes que aseguran que a ellos con solo mirarles les averiguaron "todo". Pero la medicina no es así y requiere ante todo sinceridad y ayuda por parte del paciente y sus familiares. Las adivinanzas las dejamos para los futurólogos.

Cuando chequeemos la zona hepática no nos debemos extrañar que la mayoría de la población tenga señales en ella, salvo los niños, ya que es una víscera sumamente sobrecargada por la alimentación, la bebida y los aditivos químicos. En las hepatitis las marcas son siempre indelebles, ya que la regeneración completa nunca es posible después de la curación.

Teniendo en cuenta la importante labor del hígado para neutralizar venenos, elaborar urea, formar glucógeno y eliminar las toxinas generadas por las bacterias, es lógico que se presente afectado con tanta frecuencia. Afortunadamente es una víscera muy fuerte y suele resistir con facilidad toda clase de sobrecargas y malos tratos. En el iris no suelen aparecer lagunas y los casos de hepatopatías muy graves se manifestarían como signos inflamatorios grandes, con uno o dos signos claros en forma de eslabón, mientras que las hepatitis pueden dejar marcas en forma de lagunas muy pequeñas, lo que indicaría una insuficiencia de función.

El hígado está atravesado por la vena porta que lleva la sangre cargada de las sustancias necesarias para elaborar las secreciones hepáticas y la arteria hepática que es la encargada de su nutrición, teniendo ambas una vía que son las venas suprahepáticas. Con un peso total que representa entre el dos y el cuatro por ciento del peso corporal, elabora en su interior sustancias tan importantes como los pigmentos biliares y el aminoácido taurina, a partir del cual se elabora el ácido taurocólico que procede de la descomposición de la albúmina.

La sustancia que colorea la bilis procede de la destrucción de los glóbulos rojos y tiene lugar en el bazo, descargándose la bilis en la vejiga de la hiel y en el duodeno, eliminándose el exceso como urea por los riñones.

Su función antitóxica es la más importante del organismo, del mismo modo que lo es la formación del glucógeno, influyendo todo ello en la nutrición y el calor corporal. Una persona que tenga siempre baja temperatura corporal debería analizar en primer lugar su hígado.

La relación del hígado con la digestión obliga a tener en cuenta ambos órganos a la hora de realizar un diagnóstico, e incluso a tener en cuenta el bazo, ya que cuando existe un problema hepático todo el conjunto se resiente y se originan saturaciones en estos órganos. De continuar la obstrucción, se desencadena un proceso degenerativo y destructor que impide la asimilación y eliminación de sustancias, con lo cual el mal se va extendiendo a otras zonas corporales y celulares, llegando a afectar a la circulación, cerebro, estado nervioso y emocional, siendo frecuentes las depresiones, las pérdidas de memoria y en ancianos la demencia y finalmente la muerte.

Cualquier lesión en el hígado supone un atentado contra la salud en general y no es posible un cuerpo fuerte sin un hígado en buen estado, como dijo un preparador físico el cual afirmó: darme un hígado fuerte y tendré un gran atleta.

Bazo:

Aunque no es una zona que esté afectada con frecuencia, ocupa un gran espacio en el iris quizás no por su tamaño como por su papel en la salud, todavía sin delimitar.

Se localiza en el iris izquierdo, cercano a las cuatro horas, y llega desde el collarín hasta la parte externa del iris. En ocasiones las hepatopatías también coinciden con señales en el bazo, lo que implicaría cierta relación entre ambos órganos, del mismo modo que las alteraciones del páncreas también pueden coincidir con señales en el bazo. Lo más probable es que todavía no sepamos cuáles son las funciones exactas del bazo, pero el iris nos indica que existen y quizás muy importantes. Sabemos con certeza que cumple una misión importante en la destrucción de los glóbulos rojos usados o envejecidos y que en esta misión también interviene el hígado, al mismo tiempo que parece jugar un papel en el metabolismo de las grasas, de la misma manera que la vesícula biliar.

Además, las alteraciones hepáticas graves casi siempre dejan marcas importantes en el bazo, notándose su mal funcionamiento mediante signos inflamatorios triangulares con el vértice dirigido a la pupila.

El bazo, con su función de reserva sanguínea y del hierro orgánico, produce linfocitos en el tejido retículo endotelial y suministra además monocitos. Su función deficiente tiene que alterar por fuerza la calidad sanguínea y ante la presencia de discrasias o anemias deberíamos chequear con detenimiento esta parte, buscando sobre todo manchas que indiquen toxinas. Cuando su volumen aumenta es señal de que existe infecciones importantes, frecuentes o intoxicaciones. No es infrecuente, por tanto, si sumamos las alteraciones hepáticas a las intoxicaciones e infecciones, que el bazo se agote con frecuencia, lo que percibiremos con las señales de debilitamiento o inflamación características.

Las hipertrofias del bazo, que incluso se pueden palpar, nos podrían alertar sobre tuberculosis, paludismo o sífilis, así como de septicemias o cáncer severo.

Abdomen superior y diafragma:

Aunque el aparato digestivo se refleja en forma circular, alrededor de la pupila, por algún motivo aún no definido el músculo diafragmático y el músculo del abdomen superior se localizan inmediatamente después del hígado, justo a las siete y media del iris derecho y después del bazo a las cuatro y media en el iris izquierdo. Quizás se deba a que ahora estamos observando una sección muscular, involucrada en el proceso digestivo, pero sin una acción directa sobre ella. Sabemos que la función del diafragma es colaborar en la respiración y en la fonación, mientras que el músculo abdominal superior interviene especialmente en mantener la espalda recta y elevar el muslo hacia el tórax.

No se trata de una zona en la cual podamos observar con frecuencia alteraciones.

Ovarios, testículos y páncreas:

Se localizan en el iris derecho coincidiendo con las siete horas y en el izquierdo con las cinco, aunque obviamente en este iris no encontramos ya el páncreas.

Cuando veamos un signo inflamatorio en el varón se deberá con frecuencia a golpes debidos a patadas recientes, choques o jinetes que utilizan sillas de montar poco correctas. Las afecciones venosas, como el varicocele, bastante frecuentes en sujetos jóvenes, también constituyen en este caso un proceso inflamatorio y se localizará en la misma zona y con signos similares a los traumáticos.

Las afecciones genitales en el varón son bastante frecuentes, entre las que no podemos olvidar las infecciones venéreas, hemorragias y las consecuencias de las paperas. Normalmente las podemos detectar en forma de lagunas abiertas cuando el proceso derive hacia la cronicidad, y cerradas cuando exista hipofunción. En los casos en los cuales hay solamente un debilitamiento o una insuficiencia testicular aparecerá una marca depresiva, hundida.

En cuanto a las enfermedades venéreas, especialmente la blenorragia y la sífilis, se consideran alteraciones que abarcan incluso a la sangre, lo que las hace especialmente peligrosas en individuos debilitados. En el iris aparecen perfectamente marcadas por la enfermedad la zona de la piel próxima al abdomen inferior, lo cual nos servirá para efectuar la valoración de la gravedad, mucho mejor que el área exclusivamente genital. En la medida en que la enfermedad es más grave, y la sífilis lo es en sí misma, se nota un oscurecimiento del área de la piel y quizás se extienda a la linfa. En la blenorragia se pueden ver signos que coinciden con la zona de la uretra, e incluso en la próstata y testículos.

La mujer también está muy expuesta a los problemas de ovarios y las inflamaciones son muy frecuentes, pudiéndose detectar en el iris con facilidad. Toda la patología de los ovarios y de las trompas de Falopio se refleja muy bien y de manera bastante definida.

Las ovaritis pueden dar signos cortos si están localizadas y signos largos cuando involucran a las trompas. Si observamos lagunas abiertas puede ser indicio de hemorragias, infecciones uterinas y supuración, pero cuando están cerradas o casi cerradas habrá que pensar igualmente en una afección crónica.

Los quistes son fácilmente detectables mediante la búsqueda de pequeños puntos negros, y la hipofunción ovárica, consecuencia de la menopausia, se percibirá con las claras señales de debilitamiento.

La extirpación de ovarios, práctica médica con fuerte controversia, deja una señal indeleble similar a un traumatismo.

En el supuesto de que las marcas comiencen en la zona de los ovarios y se extiendan, puede indicar un desplazamiento, un prolapso de la matriz, una desviación del útero o un retroceso.

Los signos de inflamación casi siempre nos indican infecciones, aunque también pueden indicar abortos, partos complicados, metritis o leucorreas. Los raspados también dejan huella en forma de laguna, los fibromas se manifiestan como pequeños puntos agrupados.

Es importante señalar que las afecciones genitales y ováricas de la mujer casi nunca son localizadas y suelen ir asociadas a otros trastornos. En el iris se localizan las marcas en la zona de la piel, la circulación sanguínea y los ganglios, conjuntamente con la parte más afectada por la congestión o la inflamación, como pueden ser los ovarios. Estas personas suelen acusar problemas también de intestino o estómago. Si su constitución es delgada encontraremos signos blancos en el anillo linfático, mucho más acusados si existen leucorreas o pérdidas blancas. Estas enfermedades genitales femeninas deben tratarse con sumo cuidado, no tanto por la posibilidad de que degeneren en tumores malignos, sino por la frecuencia de que deriven en artritis, hemorragias, hepatopatías o enfermedades cardíacas.

El **páncreas**, además de su función en la digestión, lleva ciertas sustancias a la sangre, entre ellas la glucosa, aunque no es la única parte que interviene en ello. En el caso de que la función reguladora de la glucosa no se realice correctamente, el hígado libera más glucosa y esto da lugar a la enfermedad conocida como diabetes.

En el iris las afecciones pancreáticas se reflejan en ocasiones conjuntamente a su zona próxima del colon y también entre el duodeno y el bazo, por lo que a veces se pueden confundir los signos. Un simple interrogatorio adicional al paciente despejará cualquier tipo de duda.

Ano, recto:

Aunque se trata de una parte central, en el iris solamente lo podemos observar reflejado entre las siete y las seis del iris izquierdo, pegado fuertemente a la zona de la vagina. Aunque coincidiendo con esto se encuentra en algunos mapas el escroto y el perineo, la proximidad es tan grande entre ambos que se hace difícil diferenciar allí las enfermedades del escroto, las cuales pueden identificarse mejor en la zona testicular.

Normalmente es una zona muy propicia a dejar marcas, dada la gran frecuencia que existe de hemorroides, hasta el punto en que un médico llegó a afirmar que todas las personas han o había padecido alguna vez hemorroides.

Se trata de una alteración de las venas que llegan al recto y por tanto hay que considerar esta enfermedad como una más del grupo de enfermedades venosas, similar a las varices o flebitis. Por tanto, ello nos debe llevar a observar al mismo tiempo el hígado, verdadero responsable de la calidad de las venas.

Las hemorroides aparecerán como pequeños puntos oscuros, aunque los casos de fístulas los veremos como pequeñas rayas negras en sentido radial. También podemos detectar allí vegetaciones, condilomas, abscesos o incluso verrugas grandes. Los picores anales, el herpes y los eczemas, siempre que sean crónicos, aparecerán como signos inflamatorios.

También hay que observar el anillo linfático y el cutáneo, así como el circulatorio, por si la enfermedad fuese una mezcla de anomalías y no solamente una alteración venosa simple. Las hemorroides muy dolorosas e inflamadas aparecen con signos inflamatorios muy visibles.

Riñones:

Conjuntamente con la glándula suprarrenal, los encontramos en el iris derecho entre las cinco y las seis horas y en el izquierdo entre las seis y las siete horas. Su localización es sumamente sencilla y los signos renales al ser muy diversos nos podrán orientar en el sentido de la enfermedad causante de ellos.

La patología renal infecciosa no suele manifestarse en el iris, a no ser que genere una cronicidad o una inflamación. Los cálculos renales, al igual que los de vesícula, se detectan con suma facilidad en forma de pequeñas manchas negras, mientras que las toxemias lo harán como oscurecimientos o pigmentaciones.

Es importante chequear el estado de la piel en todas las afecciones renales, ya que como sabemos a través de ella se eliminan numerosas sustancias tóxicas que por vía urinaria no es posible. En el supuesto de que encontremos esas manifestaciones de toxemia en la piel es necesario aumentar la eliminación y favorecerla.

Si encontramos signos de insuficiencia o sabemos que el riñón ha sido muy castigado por medicamentos o enfermedades, no es conveniente administrar diuréticos enérgicos, siendo mucho más adecuado favorecer la sudoración y la derivación hacia la piel de las sustancias indeseables.

No hay que olvidar que el riñón no solamente filtra sustancias, sino que incluso retiene algunas esenciales y las incorpora de nuevo al metabolismo, por lo que no siempre un diurético es el tratamiento más recomendable. Los signos de inflamación lógicamente indicarán enfermedades inflamatorias, mientras que las lagunas nos avisarán de lesiones, atrofias o cuando menos insuficiencias. La falta de pigmentación se refiere a debilidad o falta de tono.

Los riñones filtran y elimina al exterior multitud de sustancias que ya no deben permanecer en el interior del cuerpo, pero al mismo tiempo mantienen el equilibrio de las sales minerales y con ello contribuyen a una calidad de la sangre óptima. En situación graves de salud el riñón ocupa junto con el hígado el papel más importante en la restauración de la salud, ya que mientras que el hígado neutraliza los venenos, el riñón debe eliminarlos, tanto los procedentes de la enfermedad misma como los medicamentos. La presencia en la orina de cantidades altas de bilis o ácido úrico, entre otras, indicaría una enfermedad presente que se hace imprescindible tratar. Con el tiempo y si la enfermedad no se soluciona, el riñón acusa este exceso de trabajo y de tóxicos y entra en un estado de insuficiencia para absorber todo el problema. Esto le lleva a un proceso degenerativo por saturación de toxinas que en la orina se perciben en forma de células muertas, leucocitos, grasas o sangre.

Cuando estos procesos se declaran y aparecen ya las marcas en el iris, es señal de que el mal es ya antiguo, especialmente si va unido a trastornos en el hígado, el páncreas o el aparato digestivo.

Las marcas blancas en la zona renal, si van acompañadas por irritaciones en el anillo nervioso, se deberían a la presencia de ácido úrico o fosfórico y aumentan su pigmentación en la medida en que la toxemia se hace más crónica. Un régimen de vida saludable muy estricto produce, afortunadamente, una mejoría sólida al aparato renal.

Una afección bastante común es la albuminuria, la cual puede ser funcional, en la que todavía no hay manifestaciones por no existir lesión renal, o la orgánica que evolucionará hacia la inflamación. Normalmente está producida por un exceso de sustancias tóxicas acumuladas en los espacios intercelulares del riñón que impiden que se realice la ósmosis y por ello queda dificultada la nutrición celular. Existe una gran acumulación de sustancias de naturaleza proteica, las cuales hacen aumentar la acidosis que llevará a un proceso degenerativo en el cual puede existir una gran destrucción celular. A nivel del iris estas enfermedades se pueden percibir por un color oscuro generalizado en la zona renal, incluida la zona de la piel que rodea al riñón, señal inequívoca de la poca actividad cutánea para eliminar los tóxicos. Cuando la enfermedad es más grave o crónica aparecen también marcas en los anillos nerviosos y en el área del aparato digestivo que linda con los riñones.

Otra enfermedad que afecta grandemente a los riñones es la diabetes, la cual produce una gran cantidad de azúcar no metabolizada que debe ser eliminada por los riñones, lo que afecta a su permeabilidad. El aumento de la glucosuria, más el ácido diacético y la acetona, producen poco a poco la degeneración renal.

El iris de un diabético carece de brillo, hay una leve neblina a veces con grumos y se pueden ver marcas similares en la zona hepática, del páncreas y sistema digestivo.

La glándula suprarrenal también puede verse, aunque con alguna dificultad, justo encima de la zona del riñón.

La enfermedad más común, la insuficiencia suprarrenal, causante de una hipotensión y astenia importantes, la detectaremos mediante lagunas alargadas.

Apéndice:

Desde que los cirujanos advirtieron de la gran cantidad de operaciones de apendicitis que se realizaban por diagnósticos equivocados (casi un 80% del total), la gente ha dejado de vivir obsesionada por esta enfermedad y de aterrorizarse cada vez que le daba un fuerte dolor en el cuadrante inferior derecho del abdomen.

En el iris derecho lo localizamos con precisión entre las seis y las siete, pero casi lindando con la pupila, adoptando una forma que curiosamente es similar a la que existe en el cuerpo.

Con el paso de los años el papel del apéndice ha ganado prestigio y ya nadie lo opera por rutina. Sabemos que junto con el ciego actúa como retenedor o basurero del intestino, almacenando allí sustancias que son imposibles de digerir o metabolizar, en espera de que poco a poco se vayan disolviendo y absorbiendo. Solamente en aquellos casos en los cuales coincide con una infección, es cuando se declara una apendicitis. La apendicitis crónica es bastante frecuente y ello indica una sobrecarga o una acumulación de sustancias de deshecho, pero no una infección. La extirpación del apéndice, al igual que cualquier otra, deja una marca negra que no desaparece nunca, mientras que un pequeño triángulo que comienza casi en la pupila, nos puede alertar sobre la declaración de una apendicitis real.

Pierna y pie:

Se trata de unas zonas perfectamente localizables en ambos iris, justo a las seis horas, y cuya patología se refleja con una exactitud total. Cualquier alteración, ya sea crónica, traumática o aguda, la podemos ver casi a simple vista sin la menor duda.

Los muslos están situados cerca del collarín, la rodilla en la zona media y el pie justo ya en la zona externa. Las alteraciones que se observan con mayor frecuencia son las relativas a traumatismos, hasta el punto incluso en que se pueden ver marcas de la niñez y averiguar su extensión. Las rayas negras objeto de un accidente podrán ser incluso curvas, lo cual indicará deformaciones óseas de importancia que quizás hayan pasado desapercibidas. Para el observador, estas marcas curvas deberán llevarle a ciertas patologías de cadera que parecen no tener una causa pero que tienen su origen en las piernas. Una persona de edad puede que tenga dolores importantes en la cadera y le sea recomendada una operación y una prótesis, pero cuando estos se ha llevado a cabo el problema reaparece al poco tiempo. Si se hubiera detectado la causa en ese accidente que lesionó las piernas hace años y que con el paso del tiempo dislocó la cadera, se hubiera evitado la operación.

ANILLOS DEL IRIS

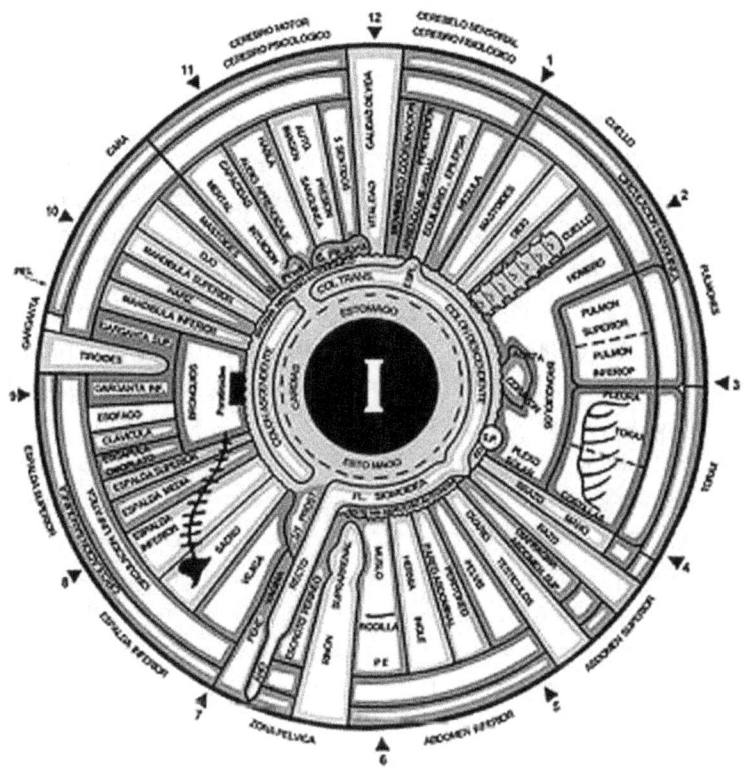

Hasta ahora hemos descrito aquellas zonas que se encuentran en sentido radial, pero en los siguientes capítulos describiremos los anillos que se encuentran en el iris, los cuales comprenden zonas tan importantes como el aparato digestivo, el sistema circulatorio y linfático o la piel.

Su división consta de las zonas pupilar y ciliar, situándose en medio la corona del iris. Para una mayor comprensión explicaremos que en la zona central se encuentra la **pupila**, enmarcada con una fina línea pigmentada que se denomina **reborde pupilar,** a continuación la zona del estómago que termina en el llamado **anillo del estómago** y después la **zona**

149

intestinal, la cual a su vez finaliza con el collarín o corona del iris

Zona de la pupila:

La podemos situar de una forma concreta pero imaginaria, entre la pupila y la corona nerviosa o collarín. Su mayor pigmentación la diferencia fácilmente del resto del iris y en ella se alberga la zona refleja del aparato digestivo, aumentando su pigmentación con el paso de los años, lo que algunos estudiosos lo consideran consecuencia de la mala alimentación. También se ha observado que algunos medicamentos y plantas medicinales pigmentan de diferentes colores el reborde pupilar, creando un anillo de color claramente diferenciado del resto.

Mediante lupas más potentes que las habituales se puede observar en esta zona una capa situada más al interior, la cual es rica en fibras estriadas, dispuestas en sentido radial y que presentan criptas con frecuencia. Ya en la zona externa, nos encontramos con una gran propensión a la formación de criptas y lagunas, las cuales sobrepasan casi siempre la corona e invaden otros terrenos, dificultando los diagnósticos en los inexpertos.

Su tamaño es casi un tercio del total del iris, aunque en ciertas personas puede ser mucho más pequeño o más grande, conservando una propiedad igual a la de la pupila misma, esto es, su capacidad para dilatarse con el paso de los tiempos. Se cree que esta propiedad va unida al aumento en el tamaño del abdomen a causa de una obesidad creciente, lo que confirmaría que efectivamente nos encontramos con la zona refleja del estómago. Por el contrario, su contracción podría indicar espasmos frecuentes.

Aunque de forma circular, su reborde no es esférico y presenta un aspecto de dientes de sierra muy característico que termina en un collarín más pigmentado. El hecho de que algunas zonas de su trayectoria estén más hacia dentro que hacia fuera quizás indique alguna patología concreta, pero esto es algo que no todo el mundo afirma.

La corona:

Rica en nervios y vasos sanguíneos, la corona nerviosa constituye un collar que rodea toda la pupila y que sirve para dividir perfectamente las dos partes básicas del iris, estando además perfectamente elevada con respecto a la otra zona.

Es rica en fibras en disposición radial que se ven fácilmente y está grandemente influenciada por el estado del sistema nervioso vegetativo, por lo que cualquier alteración de este sistema queda reflejada inmediatamente. Se trata de una zona que une el aparato digestivo con el centro del cuerpo pero que no cuenta con un grosor estándar, ya que depende esencialmente de la dilatación o el tamaño de la pupila.

En ella encontramos el estómago, el píloro, más un pequeño canal que llega hasta la zona del colon y que corresponde al duodeno. Este canal es fácilmente identificable porque sigue una línea recta hacia la vesícula.

La parte más interna que está pegada a la pupila suele tener un espesor estable y poseer un tono algo más claro que la siguiente.

Sabemos que existen dos sistemas nerviosos antagónicos, el simpático y el parasimpático, los cuales deben trabajar al unísono y en perfectas condiciones para que la salud no se altere. Mientras que la zona parasimpática parece ser que se encuentra en el interior de la pupila, en el borde externo, la simpática está ya fuera de ella. El organismo parece dejar bien claro que, aunque ambos sistemas deben estar unidos en su función, no pueden formar parte del mismo círculo ya que de ser así la enfermedad de uno provocaría la del otro.

El sistema simpático regula la función celular y permite la liberación de energía, mientras que el parasimpático se encargaría de distender la célula para permitirla cargarse de nuevo de energía. Podemos saber el estado de cada sistema observando sus anillos, ya que si es bien visible indicaría hiperfunción, si no lo vemos nos hablaría de hipofunción y si lo percibimos ligeramente es porque está normal. En el caso de que la persona esté abatida, deprimida y con una fuerte carga emocional, el anillo interno de la pupila quizás registre una pequeña línea roja.

Dado que ambos sistemas deben trabajar en conjunto y perfecto equilibrio podemos establecer que:

• Todo es correcto, aunque ambos sistemas estén con un exceso de actividad, ya que lo importante es el equilibrio entre ellos.

• Si el simpático está alterado y el parasimpático deprimido, hay desequilibrio.

• Del mismo modo, sigue existiendo equilibrio y por tanto ausencia de enfermedad, cuando ambos sistemas están con poca actividad.

La actividad del simpático se percibe por su relieve en el sentido de que si vemos una cresta puntiaguda indicaría hiperfunción, si esa cresta está muy redondeada hipofunción, y normal cuando tanto la altura como el tono son similares a las zonas conjuntas.

Anillo de la piel:

La piel posee la extraordinaria propiedad de estar en contacto con el exterior y el interior del cuerpo. Parte corporal extremadamente fuerte, pero al mismo tiempo sensible, tiene una interminable serie de terminaciones sensitivas que nos permite valorar el tamaño, la densidad, la temperatura y la textura de todo cuanta toca, hasta el punto en que puede suplir perfectamente a la vista en aquello que toca.

En el iris se localiza en el anillo eterno, el cual rodea todos los sistemas y órganos, y mediante su estudio podremos averiguar de qué manera las enfermedades se manifiestan en la piel.

La piel cumple además misiones tan vitales como es la de ayudar a regular la temperatura interna mediante la dilatación con contracción de sus poros, en colaboración estrecha con el centro regulador que está situado en la glándula pituitaria.

También interviene como elemento depurativo junto al sistema respiratorio, renal e intestinal, favoreciendo la expulsión a través del sudor de sustancias que no pueden o no deben ser eliminadas por los conductos normales. Entre estas sustancias están el sodio y el gas carbónico, además de una gran cantidad de venenos, gases y sales diversas.

La importancia de la piel, que no es valorada correctamente, se manifiesta en las quemaduras, las cuales pueden ser mortales si abarcan más del 50% de la superficie, incluso en casos en que no son muy profundas. El calor generado durante la combustión genera una gran cantidad de productos tóxicos que pasan a la sangre y que son los responsables de la posterior destrucción de órganos tan vitales como el hígado o los pulmones, a lo que hay que sumar que deja de cumplir su misión depurativa, dejando esta facultad a los riñones que se ven imposibilitados para ejercerla con eficacia y suficiencia.

Por eso es necesario no menospreciar nunca las señales que percibamos en la zona de la piel cuando observemos el iris, ya que nos pondrán en alerta sobre una gran cantidad de problemas internos que de otra manera sería difícil de averiguar.

El anillo de la piel debe estar siempre limpio, sin pigmentaciones ni decoloraciones, aunque esto es algo que no se observa con frecuencia, especialmente en los niños los cuales suelen tener el anillo cutáneo normalmente con señales a causa de la frecuencia de las enfermedades eruptivas. Si observamos pigmentaciones anormales en la zona de piel en un niño es obligado analizar los órganos que tengan relación directa, ya que así podremos saber con certeza cual es la parte más sensible. Por ejemplo, en un niño que padezca amigdalitis de repetición o alergias, el chequeo de la piel nos indicará sobre qué zona deberemos favorecer la depuración, la cual por supuesto nunca es la parte afectada visiblemente.

Cuando el anillo de la piel está oscurecido suele ser consecuencia de alguna enfermedad reumática heredada, aunque también se observa en niños cuyos padres son diabéticos o tienen problema de albúmina. Si se suprime la enfermedad con medicamentos sintomáticos, en lugar de actuar sobre las verdaderas causas, la enfermedad no sale a través de la piel, se queda dentro, y por tanto se vuelve crónica. Con el paso de los años estas enfermedades dan lugar a nuevas patologías, con lo cual averiguar el origen del mal se hace casi imposible.

En el iris podremos apreciar manchas cutáneas pequeñas, del tamaño de una cabeza de alfiler o más generalizadas, de color negro, las cuales hay que tener muy en cuenta para corregir la enfermedad y evitar que degenere en un tumor.

Es importante señalar que el anillo cutáneo no siempre aparece y en aquellas personas con una piel completamente sana ni siquiera se puede diferenciar del resto del iris. Pero cualquier alteración por simple que nos parezca, como es el caso de exceso de sudor, nos marcará con facilidad este anillo cutáneo.

Este anillo puede delimitar con mucha fuerza e intensidad el borde del iris o difuminarse manera variable, siendo preferible a efectos de enfermedad que sus bordes no estén muy marcados y no sean muy amplios, lo que ya nos indicaría disfunciones de la piel. No obstante, hay que ser muy precavidos con el diagnóstico ya que según utilicemos la fuente de iluminación así puede variar la línea de la piel. Una iluminación intensa y exclusivamente lateral obviamente agudizará la línea y nos puede hacer creer que está más oscura de lo real. Además, los iris claros suelen mostrar una línea más oscura, que puede ser normal.

En resumen:

- Las pigmentaciones en el anillo de la piel pueden deberse a problemas digestivos.
- Para depurar la piel el mejor método es mejorar la eliminación vía renal.
- Las personas ancianas presentas zonas cutáneas muy despigmentadas, especialmente en el área cerebral.
- Las insuficiencias cerebrales se detectan muy tempranamente incluso en personas no mayores de 50 años.
- Lagunas incoloras que agujerean la zona cutánea indicarían pérdidas de tejidos o atrofias.
- La línea de la piel no tiene que estar perfectamente definida y por igual en todo su recorrido.
- Debemos observar aquellas zonas corporales que coincidan con una alteración en la pigmentación del anillo cutáneo.
- El agua simple, sin jabón, sigue siendo el mejor método para la depuración y limpieza de la piel.

Anillo del estómago:

Bordeando la pupila de ambos iris se encuentra el estómago con unas importantes pigmentaciones radiales. El píloro está situado además en el iris derecho, margen derecha, mientras que el cardias lo está en el izquierdo, margen izquierda.

El estómago es la cavidad en la cual se reciben los alimentos y permanecen allí durante un tiempo variable, dependiendo del tipo de alimento y la necesidad de que se realicen ya desde ese momento importantes procesos digestivos. Las bebidas, por el contrario, permanecen muy poco tiempo en el estómago, lo que explicaría que cuando bebemos alcohol pase inmediatamente a sangre. En determinadas circunstancias patológicas, sin embargo, incluso el agua simple no puede traspasar esa primera barrera y permanece allí hasta que es devuelta al exterior mediante el vómito. Ese es el motivo por el cual en muy factible que se vomiten alimentos que aún no han sido digeridos en el intestino o de que en casos de envenenamiento se disponga de poco tiempo para realizar un lavado de estómago eficaz; una vez que ha traspasado la barrera del estómago es imposible recuperar lo ingerido.

En el interior del estómago se segregan el ácido clorhídrico, el fermento digestivo pepsina que digiere esencialmente los carbohidratos, la quimosina y la lipasa que desdobla las grasas. La puerta que comunica con el esófago es el cardias, válvula que en circunstancias normales solamente permite el paso al interior y bloquea la posible salida de nuevo a al boca, mientras que la válvula de salida es el píloro que abre la puerta hacia el duodeno y de allí al intestino. Cuando existe un espasmo del píloro esta puerta no se abre y los alimentos y la bebida permanecen en el estómago, lo que indudablemente acusará trastornos añadidos.

El estómago posee un movimiento peristáltico, de vaivén u ondulado, que facilitan el movimiento de los alimentos en su interior, y con ello su mezcla, y otro de evacuación, aunque solamente se realizan cuando existe presencia de alimentos y nunca en ayunas, salvo por alguna patología.

Las inflamaciones del estómago se pueden percibir en forma de copos blancos con algo de brillo, mientras que cuando existen excesos de ácidos se percibirá con una coloración marrón claro, igualmente brillante.

La insuficiencia digestiva produce pigmentaciones marrón oscuras en forma de líneas muy finas que parten de la pupila y nos indicarían carencia de pepsina o ácido clorhídrico. En estos casos se habla de una insuficiencia digestiva, ya que los alimentos pasan al duodeno sin haber sido sometidos al efecto disgregante de los ácidos y fermentos, con lo que se producirían gases, fermentaciones y descomposiciones anormales de los alimentos. De continuar con esta anomalía mucho tiempo el estado irritativo intestinal aumentaría, se declararía también una atrofia de la mucosa estomacal y posiblemente una úlcera gástrica, adherencias, tumores y alteraciones hepáticas. Todo ello quedaría reflejado en el iris como pigmentaciones grisáceas y tonos oscuros.

Anillo del colon:

Bordea totalmente el anillo del estómago y conserva la misma disposición que existe en el cuerpo: el colon ascendente a la izquierda (iris derecho), el colon transverso en la parte superior, el intestino delgado a la derecha, para continuar en la parte inferior con el ciego, el apéndice y el canal duodenal. En el iris izquierdo la situación es similar, con el intestino delgado a la izquierda, el colon transverso en la parte superior, el colon descendente a la derecha y el sigmoides en la parte inferior, albergando además su conexión con el recto.

El intestino delgado recibe ya los alimentos parcialmente modificados por la acción de los jugos gástricos y allí se unen a otros líquidos segregados en el canal duodenal y otros que se vierten al mismo intestino, como es el caso del jugo pancreático. Todos actúan de manera sinérgica y en perfecto orden.

Además, existen los denominados movimientos peristálticos, los cuales actúan efectuando un masaje continuado a los alimentos para obligarles a seguir su curso por todo el canal intestinal y seguir por los canales de evacuación.

Esta zona se refleja en el iris de un modo similar a su patología, ya que las inflamaciones dan lugar a dilataciones en su zona refleja, siendo mucho más importante cuando están afectados el ciego, el colon, la fosa ilíaca y el recto. En concreto, la zona apendicular se percibe perfectamente cuando existe presencia de cuerpos extraños o inflamaciones.

La acumulación de alimentos mal digeridos provoca gases y excrementos no absorbibles, lo que afectará también a la corona nerviosa simpática que se notará por manchas rojizas, especialmente notables cuando existe estreñimiento crónico.

Estos trastornos son muy habituales en mujeres, en las cuales se percibirá casi con seguridad trastornos circulatorios y hormonales añadidos.

Una hernia se reflejará en la zona del bajo vientre, justo en la curvatura habitual, como una pequeña interrupción del tejido, además de notarse suciedad en la zona. Cualquier mancha oscura en esa zona obligará a un estudio más detallado para saber su naturaleza, ya que puede ser el inicio de un cáncer el cual se puede detectar precozmente por la presencia de manchas negras rodeadas de halos blancos.

Cuando la enfermedad es ya irreversible y existe un proceso degenerativo que está minando a todo el cuerpo, las manchas casi desaparecen y en su lugar vemos un iris sucio, sin color definido ni líneas radiales. En una persona muy enferma un iris sin marcas definidas puede ser indicio de mal pronóstico.

Anillos nerviosos:

Se localizan en la zona periférica ciliar, casi al final del iris, y son pocas las personas que no los tienen. No indican ninguna enfermedad concreta y ni siquiera un estado patológico del sistema nervioso o del psiquismo, indicando su presencia que esa persona está sometida a las tensiones habituales de la vida en una ciudad. Lógicamente, ese proceso de adaptación diario conlleva un estado permanente de irritabilidad del sistema nervioso que lógicamente se tiene que percibir en el iris.

Aunque como ya hemos dicho su presencia no indica ninguna patología, puede ocurrir que generen patologías, como es el caso de las úlceras gastroduodenales, la hipertensión, las cardiopatías y el resto de enfermedades de adaptación.

No están trazados de una manera continuada, ya que su recorrido se suele ver interrumpido con frecuencia, sin que ello indique ninguna anomalía concreta en esa zona de ruptura. Los anillos nerviosos no nos suelen indicar anomalías del sistema nervioso, sino problemas emocionales o estrés. Su conexión directa con el cerebro hace que efectivamente las sobrecargas de trabajo intelectual o las preocupaciones afecten a la memoria, la agudeza intelectual y la capacidad de aprendizaje.

Su presencia nos indica también con frecuencia la posibilidad de una enfermedad funcional, aquella que todavía no se manifiesta ni siquiera a nivel sintomático, pero es muy difícil saber con la sola observación de los anillos nerviosos dónde está la zona corporal afectada. Solamente la presencia conjunta de alguna señal nos despejará las dudas.

Normalmente los anillos están bien delimitados en aquellas zonas que habitualmente son sensibles a las sobrecargas nerviosas y los encontraremos en la zona gástrica, los lumbares, el hígado y en las personas mayores en la zona cardíaca, así como también en aquellas personas que padecen crisis asmáticas que ven agudizado su problema cuando tienen crisis emotivas. Y es que independientemente de que no constituyan una marca de enfermedad concreta nos indican el temperamento del paciente que estamos observando y las posibles patologías que tiene o, con seguridad, tendrá.

Notas de interés sobre los anillos nerviosos:

• Las jaquecas, las dismenorreas y las digestiones difíciles, suelen ir unidas a alteraciones del sistema nervioso.
• Un anillo cortado por un rayo solar, una laguna o cualquier otro signo, nos obliga a mirar con detenimiento esa zona.
• Es posible que en ciertas zonas existan varios anillos nerviosos concéntricos, lo cual indica una mayor preponderancia del sistema emotivo en la salud de la persona.
• En la medida en que aumentan los anillos concéntricos quiere decir que hasta el sistema muscular puede estar involucrado, como ocurre en los espasmos o las contracturas musculares.
• No todos los anillos están a la misma profundidad y en la medida en que se hunden en la superficie querrá decir que la patología es más crónica, aunque no necesariamente más grave.
• Los anillos nerviosos se ven perfectamente, así como su profundidad, con una lámpara lateral.
• Es posible que los anillos no sean circunferencias perfectas e incluso que no estén concéntricas con la pupila.

• Cualquier irregularidad en este sentido, el circular, nos avisa de una sobrecarga importante del sistema nervioso, obligándonos a explorar con detenimiento todo el iris porque lógicamente existirá alguna enfermedad consecuente.

• Varios anillos discontinuos, pequeños y numerosos, proporcionan un mal pronóstico. Mientras que los anillos nerviosos sean perfectamente circulares, sin rupturas y concéntricos entre sí, es muy posible que el individuo esté adaptado a su estado emocional y de estrés, lo que no le causará problemas inmediatos. Cuando los anillos están reducidos a pequeños fragmentos es muy probable que existan varias zonas corporales ya afectadas.

• Los anillos nerviosos son normalmente de color oscuro, aunque en muchas personas presentarán una coloración blanquecina, siendo preferible esto último, ya que las pigmentaciones oscuras nos indicarán disfunciones vegetativas y estados de toxemia. Cuando la coloración es muy oscura es frecuente que vaya acompañada por criptas y lesiones bastante profundas, señal de que la lesión ya es casi irreversible.

Anillos de la vejez:

En la zona límite del iris, entre la córnea y la esclerótica, hay una zona especialmente sensible a la irrigación sanguínea que puede acusar defectos en forma de despigmentaciones. Ello nos indicaría sin lugar a dudas que existe un problema de déficit circulatorio en la parte afectada, aunque en las personas mayores se denota con mucha más intensidad en la zona cerebral. Es también significativo que estos problemas circulatorios se pueden observar en adultos e incluso jóvenes que manifiestan trastornos de la memoria, bajo rendimiento escolar o depresiones nerviosas. Aún cuando no parece lógico que una persona joven tenga problemas de circulación cerebral, el iris es muy preciso en este sentido y deberemos creer lo que vemos y nunca lo que nos gustaría ver.

La falta de pigmentación en este anillo exterior no es brusca si no difuminada, hasta el punto que impide saber con precisión dónde acaba el iris. Bastante ancha, traslúcida e incluso invadiendo parte de la esclerótica, es con mucha diferencia la marca más habitual en los ancianos, aunque ello no nos debe preocupar en exceso ya que es normal, aunque no deseable, que un anciano tenga problemas de circulación cerebral.

Cuando estos anillos se ven en una persona menor de 40 años o en un adolescente, indicaría un proceso patológico y nunca una evolución normal, por lo que se hace necesario averiguar posibles accidentes vasculares, traumatismos o problemas circulatorios en general. En este momento de su vida la enfermedad todavía puede ser reversible, siempre y cuando el anillo no se asemeje al que normalmente se observa en ancianos, ya que ello indicaría un problema de salud muy grave.

En los ancianos un anillo senil muy intenso y distribuido abundantemente por todo el contorno del iris nos indicaría una aproximación al final de su vida, un déficit tan acusado de circulación que se hace incompatible con una oxigenación adecuada. No es por tanto en estos casos el cerebro lo que más nos importa, sino el estado general de su cuerpo, el cual está a punto de claudicar. En la medida en que conjuntamente a estas señales circulatorias aparezcan otras enfermedades graves, las posibilidades de supervivencia estarán más disminuidas.

Este anillo no se debe confundir con otros productos de toxemias, ya que en este caso es totalmente blanco, como corresponde a una zona en la cual no existe ya circulación sanguínea, además de ser opaco en la zona que coincide con la esclerótica.

Sus características coinciden bastante con los signos de las personas con problemas respiratorios serios, como es el caso del enfisema, asma o disneas cardíacas, ya que a fin de cuentas el problema base es siempre una falta de oxigenación, ya sea por causas circulatorios como por motivos pulmonares.

SIGNOS FRECUENTES

Lagunas:

Son una de las marcas más habituales, conjuntamente con las pigmentaciones. Su localización es sumamente sencilla e incluso se ven sin necesidad de lentes auxiliares.

Su nombre define esencialmente lo que podemos esperar de ellas y lo que podemos ver. La mayoría poseen una zona más débil que el resto del contorno y su borde está perfectamente definido por una línea más pigmentada que la encierra.

No tienen una forma geométrica definida, aunque todas son ovaladas, y en su interior siempre albergan pigmentaciones, depresiones u otros tipos de marcas, dando la impresión de que han agujereado el iris. Podríamos considerarlos signos de debilitamiento.

La laguna cerrada es fácil de diferenciar y su solo nombre indica ya cómo la vamos a observar, especialmente cuando aplicamos una luz lateral intensa. El hecho de que permanezcan cerradas nos indica que la enfermedad está localizada en esa zona, lo que en principio parece más favorable que cuando la laguna está abierta, signo probable de que la enfermedad se puede extender y que está en vías de intensificarse.

No obstante, hay otros signos que deberemos tener en cuenta para valorar la gravedad de la enfermedad, como son la amplitud de la laguna (indicaría la extensión por el organismo, pero no su gravedad), el grado de oscurecimiento de su interior (lo cual nos indicaría mal pronóstico si deriva a colores marrones o negros), la profundidad del interior (a más profundidad peor pronóstico), o su disposición aislada o en grupo.

A modo de resumen, nos podemos encontrar con lagunas de estos subtipos:

• Reunión de lagunas: se acumulan en el borde externo de la corona y son de pequeño tamaño, reunidas de forma similar a los panales de las abejas. Su agrupación y tamaño nos impiden mirarlas una a una y no deberemos observarlas entonces de manera aislada, sino como un dato único.

• Lagunas abiertas: pueden ser simples, con la abertura al exterior de la pupila, con dos pequeñas cámaras bien diferenciadas en el interior, como dos compartimientos estancos, o con numerosas fibras longitudinalmente, cada una de un tamaño diferente.

• También pueden existir lagunas dobles, algo más largas que las abiertas, y que nos indicaría un estado de insuficiencia o debilidad importante, como una ruptura. Una forma similar, en cuanto a laguna alargada, no incluye una ruptura de las fibras de su interior, pero sí varias fibras juntas y diferenciadas. También es señal de debilidad general y se observa en enfermos de Sida, aunque ello no quiere decir que quienes tienen estos signos padezcan tal enfermedad.

• Lagunas pequeñas: no son visibles a simple vista y en ocasiones ni siquiera con las lupas habituales. Requieren aparatos oftálmicos más potentes y nos permiten descubrir incluso patologías más serias que con los métodos normales. No obstante, no se deben considerar de forma aislada al resto de las señales del iris.

• Lagunas benéficas: se trataría de formas corrientes pero que presentan en su interior las llamadas líneas curativas, esto es, pequeñas fibras que parece que ligan las otras fibras más desperdigadas. Se interpreta como una evolución positiva de la enfermedad. Naturalmente y dado que el iris no cambia substancialmente en pocas semanas, deberíamos interpretar estas señales de curación como algo relativo al pasado, aquellas enfermedades que evolucionaron bien y que si han dejado secuelas están ya desapareciendo.

Lesiones:

Se denominan marcas de lesiones a pequeños agujeros, similares a criptas, de forma romboide que presentan una pigmentación muy oscura en relación a su entorno y que se incrustan en la superficie del iris, llegando hasta las capas más profundas. Con frecuencia de color negro, suelen estar presentes de manera muy abundante en la mayoría de los iris, aunque normalmente de un tamaño tan pequeño que pueden pasar desapercibidas. Sin embargo, las de gran tamaño resaltan fuertemente en las primeras exploraciones.

Su distribución no está limitada a ninguna zona y pueden ir desde el mismo borde de la pupila hasta el exterior, indicando siempre lesiones que han dejado huella en los tejidos afectados. Su posibilidad de que sean reversibles es prácticamente imposible y debemos tenerlas en cuenta para valorar la salud del paciente hasta que ha llegado a nosotros.

Su fiabilidad es tan alta y precisa que sirven la mayoría de las veces para despejar las dudas con respecto a la iridiología ya que mediante ellas podemos remontarnos a la niñez del paciente e incluso hablarle de lesiones que tenía olvidadas. En la medida en que estas criptas están más afiladas y son menos gruesas, así nos relatará la intensidad de la lesión, la cual como ya hemos dicho, es totalmente irreversible.

Cuando estas marcas tienen a su alrededor signos de toxemia indicarían que incluso aquella lesión antigua sigue dañando de alguna manera los tejidos cercanos a ella

LA IRIDIOLOGÍA RENOVADA

Después de muchos años de observaciones, el Dr. Gilbert Jausas encontró numerosas contradicciones en la iridiología tradicional e incluso en los mapas topográficos que habían sido admitidos y avalados por cientos de profesionales de la medicina natural, publicando en 1978 un libro de gran renombre en todo el mundo, con el título de "La iridiología renovada", en un intento de rectificar las conclusiones que imperaban sobre el análisis del iris. Ese libro tuvo una gran difusión, tanto en Francia como en España, aunque sus conclusiones no han sido universalmente aceptadas, considerándose que sus experiencias en el hospital que dirige no son suficientes para echar por tierra toda la inmensa labor anterior.

La mayoría de los iriólogos consultados, opuestos al Dr. Jausas, alegan que no han podido encontrar en el mapa topográfico recomendado por Jausas las zonas corporales que dice tienen que estar allí. Sin embargo y salvo algunas excepciones, el tradicional mapa topográfico del iris sigue siendo perfectamente fiable y solamente obliga a pequeñas correcciones en algunos pacientes.

No obstante y a pesar de que el mapa de Jausas no goza de la aprobación de la mayoría de los expertos, existe una cátedra centrada solamente en sus teorías y ha dedicado los últimos años de su carrera a impartir conferencias por todo el mundo, no solamente para hablar de su iridiología renovada, sino también para hablar simplemente de las virtudes de la iridiología, lo que ya es loable.

Pero como del mismo modo que no hay científico que esté en posesión absoluta de la verdad, tampoco hay que pensar que alguien que tienen tanta popularidad deba estar absolutamente equivocado. Por eso, de entre sus postulados y observaciones más importantes, hemos entresacado las siguientes, las cuales coinciden con frecuencia con las de la iridiología tradicional:

1. Las marcas con relieves indican siempre procesos inflamatorios, excesos, plétoras o desbordamientos.

2. Las separaciones de fibras, líneas o arcos, así como la falta de pigmentación, indican casi siempre signos de debilidad, fragilidad, insuficiencia., depresiones.

3. Los signos hundidos, por ejemplo, las lagunas, indican debilidad, déficit, disminución o atrofia.

4. Los signos del iris persisten después de los procesos inflamatorios, señal de que los tejidos no han podido regenerarse hasta el punto de quedar como antes.

5. No se puede evitar la predisposición genética a padecer ciertas enfermedades, lo mismo que a tener recaídas de ellas. Lo que se puede hacer es influir sobre el terreno, el individuo, para fortalecerle y no favorecer el desarrollo de esas enfermedades.

6. Los signos del iris no dependen del sistema nervioso. Incluso cuando hay una ruptura del nervio la señal iridiana aparece.

7. Una enfermedad que no aparece en el iris indica que ha comenzado hace muy poco tiempo, que no proviene de años atrás y aún no ha tenido tiempo de dejar huella.

8. Cuando una enfermedad reciente aparece inmediatamente en el iris se debe a que ya existía una predisposición genética a padecerla.

9. Un órgano que no está dañado genéticamente no debería caer enfermo nunca, salvo que lo atormentemos con drogas, medicamentos o mala alimentación.

10.Nunca se debe extirpar un órgano que no está marcado en el iris, ya que tiene una predisposición a la autocuración. Solamente están justificadas estas operaciones cuando el iris refleja una anomalía desde el nacimiento.

11.El diálogo con los pacientes es tan importante como la exploración misma.

12.Si el paciente no colabora con el médico o se vuelve pasivo ante su enfermedad, poniendo su salud exclusivamente bajo la responsabilidad del médico, no se curará nunca.

13.En el iris se detectan aquellas enfermedades que son causadas por el propio paciente, lo mismo que las que se consideran consecuencia de nuestra existencia.

14.Toda laguna, abierta o cerrada, que se declare en un órgano fuerte y muy cuidado, tiende a estabilizarse, llenarse y desaparecer con el tiempo.

15.Existe una correlación genética entre el aparato digestivo, las vías respiratorias, las amígdalas, el tiroides, el timo, el oído medio, el hígado y el páncreas, siendo imprescindible chequear e incluso tratar todas estas partes corporales cuando encontremos una enfermedad que se declare en una de ellas.

16.También existe correlación entre el tejido conjuntivo, los huesos, los cartílagos, la piel, los músculos estriados, los músculos lisos, los vasos sanguíneos, el corazón, el sistema linfático, los riñones, las gónadas, la pleura, el pericardio, el peritoneo, el bazo y la corteza suprarrenal.

17.Por último, volvemos a encontrar una correlación perfecta entre el oído, la nariz, los ojos, las mamas y la glándula suprarrenal.

18.El cerebro regula toda nuestra energía.

19.No hay ninguna función orgánica que trabaje por separado o de manera independiente del resto del cuerpo. Por eso ante la presencia de enfermedad hay que tratar siempre y exclusivamente al enfermo, no a su enfermedad. No existen los especialistas en medicina natural.

20.El vehículo que une entre sí a todo el organismo es la sangre, además del sistema nervioso, la linfa, las secreciones glandulares y los meridianos.

21.Los anillos que se detectan en el iris nos permiten ver la ligazón que existe entre los diferentes órganos.

22.Es muy difícil averiguar las enfermedades que están por venir, aunque es muy fácil detectar las predisposiciones genéticas a padecerlas.

23.El medio ambiente en el cual vivimos es el factor más decisivo para el desarrollo de enfermedades.

24.Toda enfermedad que no se refleja en el iris es una enfermedad que puede curarse con facilidad y rapidez. Solamente una medicación errónea, que destruya en lugar de curar, la puede agudizar o convertir en crónica.

25.La iridiología no es propia de adivinos, ya que sin la colaboración del paciente se pueden caer en numerosos errores.

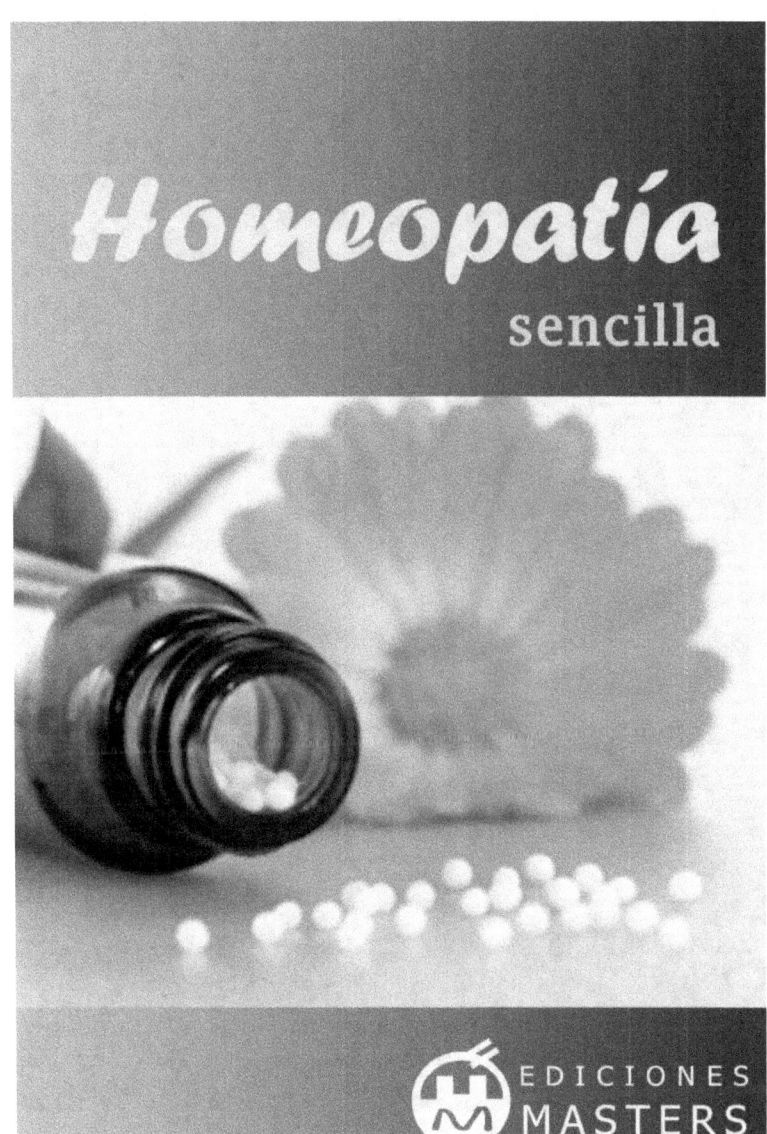

MASAJES
parte teórica

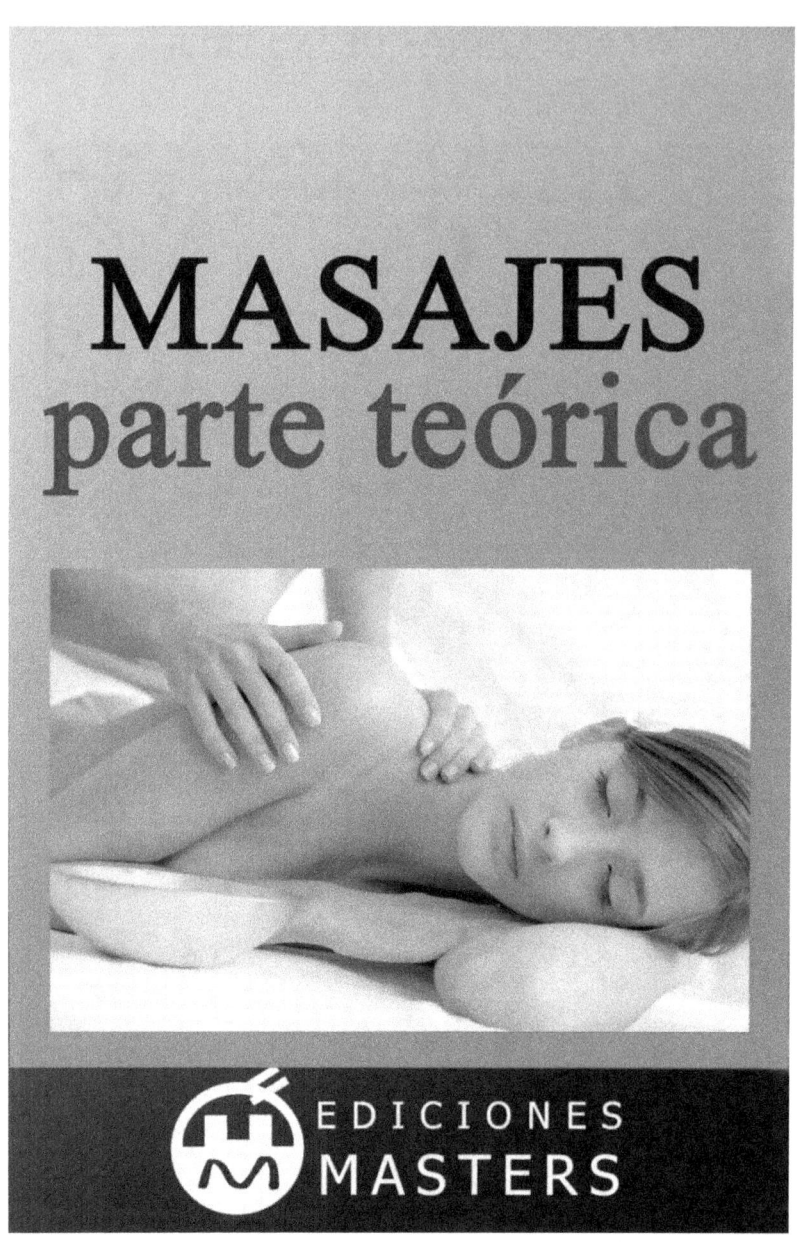

EDICIONES
MASTERS

ADELGAZAR
sin riesgos

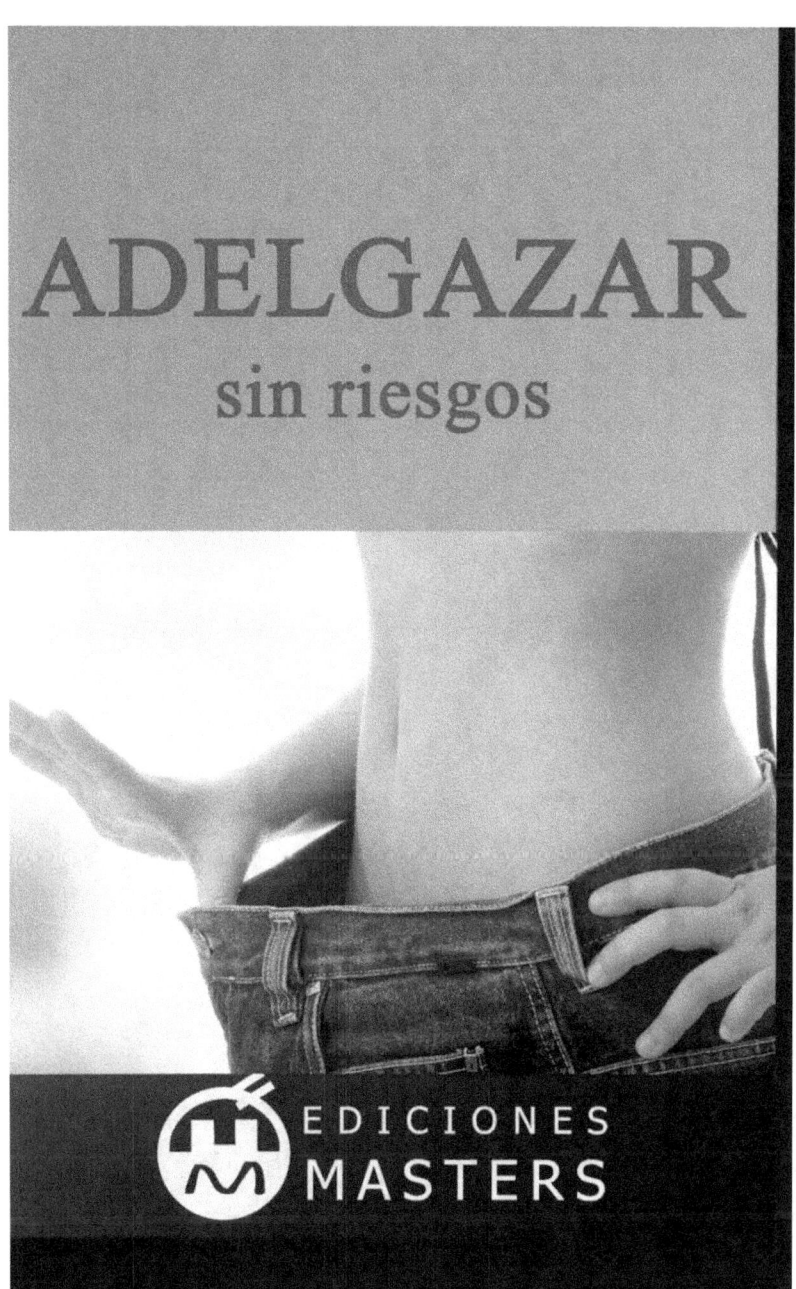

EDICIONES
MASTERS

Salud y crecimiento Infantil

sin medicamentos

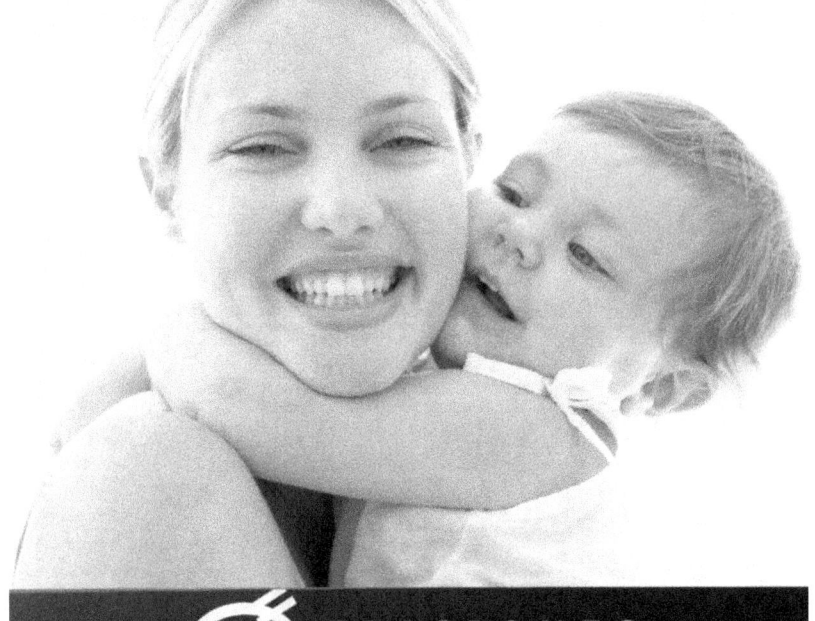

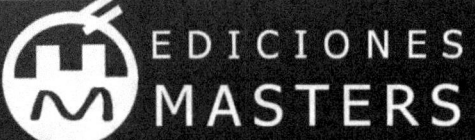

EDICIONES
MASTERS

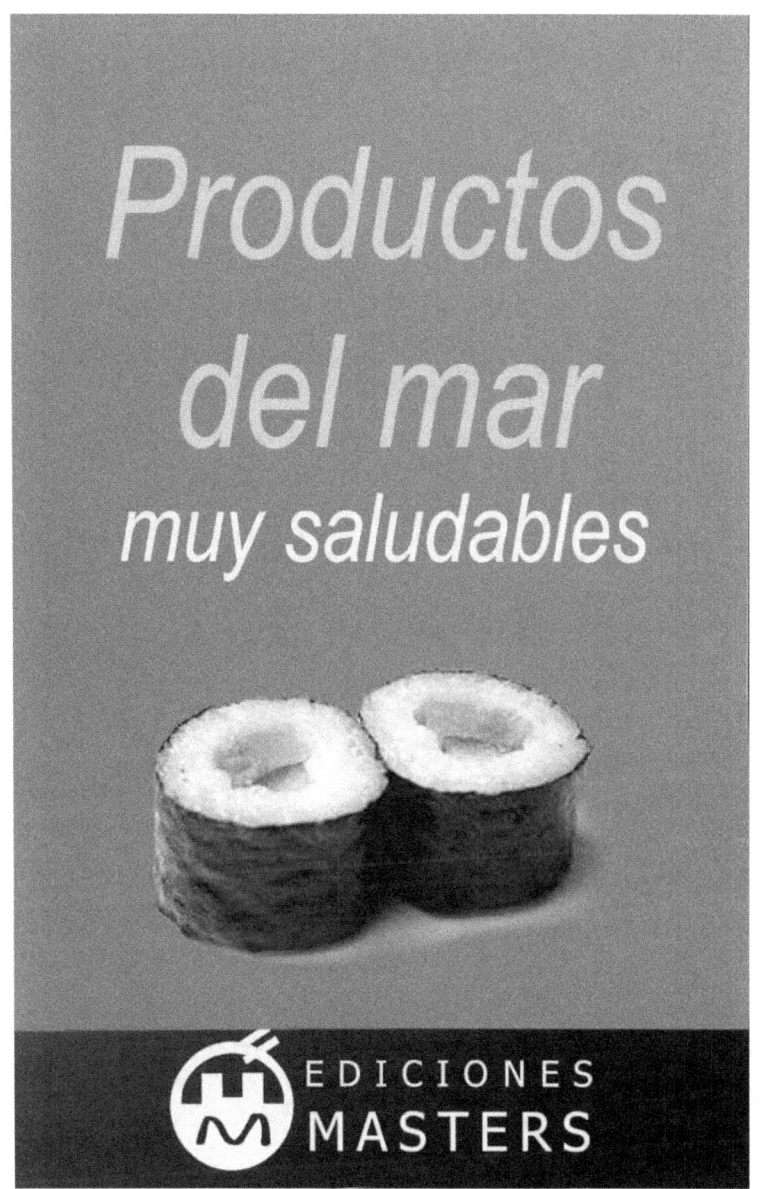

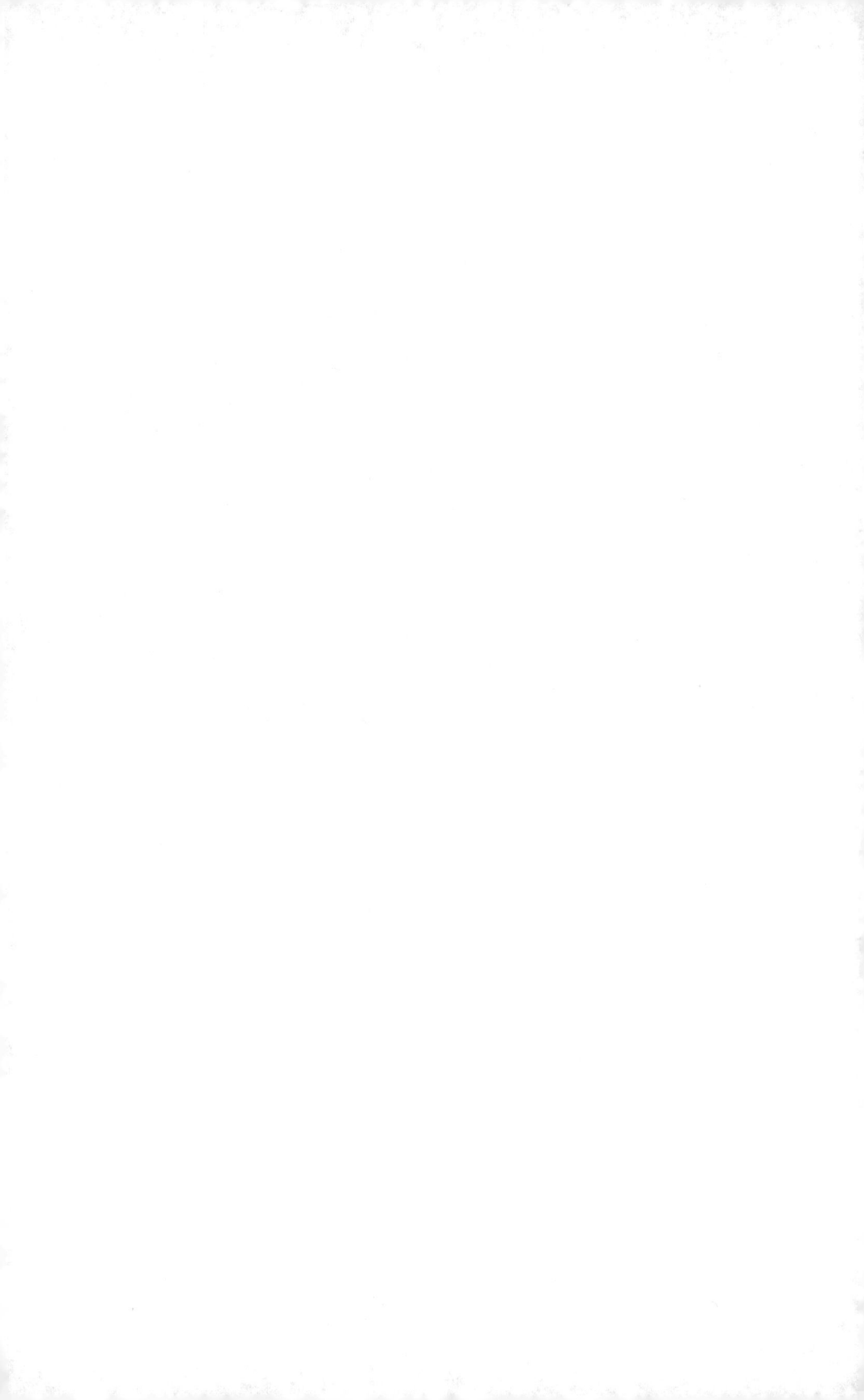

www.ingramcontent.com/pod-product-compliance
Lightning Source LLC
Chambersburg PA
CBHW060509290526
45791CB00001B/329